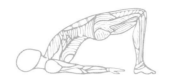

THE COMPLETE
YOGA
ANATOMY
COLORING
BOOK

瑜伽解剖著色學習手冊

學習人體組織的醫學知識，
用色鉛筆畫出正確的瑜伽動作

凱蒂·林奇——著

KATIE LYNCH

蔡承志 譯

目錄

Part 2 體位法解剖學

瑜伽解剖學導論

　　學習技能的最好方法就是把它內化。想要擁有厚實的瑜伽基礎，根本源頭在於對自我的認識，同理，想要具備厚實的瑜伽解剖學基礎，則是根源自對身體的了解。當我們練習體位法，將會強化身心的連結，也開始認識體內的更多結構。肌肉的收縮、鬆弛開始進入我們的意識，而且我們也開始察覺到呼吸。隨著我們對自己身體的感受力出現變化，對於身體在做什麼事情的好奇心也油然而生。學習身體機能背後的科學，可以帶來一種更全面的觀點，從而更進一步提升我們對自我的認識。

　　瑜伽解剖學從許多方面為瑜伽士（yogi）帶來好處。其一是強化已經習得的概念，另一方面則是引進新的概念。倘若一位瑜伽士在練習體位法時，能感覺到他／她自己的髂腰肌，那麼學習此肌肉的功能，便能深化對此肌肉運作方式的了解，從而增強瑜伽士對它的控制。反過來講，倘若某位瑜伽士練習體位法時，沒有感覺到他／她自己的髂腰肌，那麼學習此肌肉的起端和止端，就能幫助其心智開始想像此肌肉在哪裡，是什麼模樣，還有它在特定體位法中如何發揮作用。採取這樣的學習方式，最後就能產生心智與身體結構的連結，從而促成對髂腰肌的自主控制。

　　各位在著色時，把心思專注在你自己的身體，能幫你覺知並強化概念。嘗試感受並內化自己體內的肌肉或結構。當你為大腿外展肌群著色時，想一想必須動用這些肌肉的體位法。起身活動並感受外展肌群如何收縮。讓心智和身體一起學習，就能夠觸發運動知覺學習，並進一步深化身心連結。你與身體的連結愈強，對世界的覺知也就愈強。

Part
.
1

解剖學
ANATOMY

解剖學用語

　　解剖學以方向性用語來描述體內結構的位置。相關術語是以「解剖學姿勢」來描述身體，才不會把方位弄錯。所謂的「解剖學姿勢」，就是瑜伽的山式體位法，但雙掌掌心向前。講解的參照點位於身體內部，彷彿你就是採解剖學姿勢來談論自己的左、右側身體的那個人。

前面（anterior）：指稱身體前側的方位。例如：胸大肌位於身體的前面。

後面（posterior）：指稱身體背側的方位。例如：臀大肌位於身體的後面。

上面（superior）：指稱位於上方，接近頭部之某物的方位。例如：心臟的位置在卵巢的上面。

下面（inferior）：指稱位於下方，接近足部之某物的方位。例如：膝關節的位置在髖關節的下面。

外側（lateral）：指稱遠離身體中線之某物的方位。例如：手臂的位置在脊椎的外側。

內側（medial）：指稱比較接近身體中線之某物的方位。例如：骶骨的位置在股骨的內側。

近端（proximal）：指稱比較接近肢體與軀幹起端附著處之某物的方位。例如：股骨位於腓骨的近端。

遠端（distal）：指稱比較遠離肢體與軀幹起端附著處之某物的方位。例如：尺骨位於肱骨的遠端。

深面（deep）：指稱位於體表深處之某物的方位。例如：胸小肌位於胸大肌的深面。

淺面（superficial）：指稱位於較接近體表之某物的方位。例如：臀中肌位於臀小肌的淺面。

骨頭導論

　　人類童年期的骨骼大約由270塊骨頭組成。當人類進入成年期後，有些骨頭會結合在一起，就只剩下206塊。構成骨骼的骨頭，是人體的內部架構。它們讓我們的身體能夠直立行走，還能以種種不同方式來移動。當兩塊或兩塊以上的骨頭聚攏在一起，並與另一塊骨頭相接，這個連接處就構成一個關節。關節讓骨骼能夠活動，而肌肉則負責穩固關節並促成關節運動。

　　人類的骨頭具有多種類型的質地。骨頭表面由突起、裂隙、隆脊、溝槽、隆凸以及其他特徵構成，而這些特徵便標誌出骨頭與人體另一處結構的獨有連結。所有骨頭都是獨特的，而這些識別記號便能告訴我們，哪些韌帶、肌腱、血管或神經附著於或穿過骨頭。熟悉骨頭的表面，能幫助各位更深入認識肌肉如何附著於骨頭上。

肌肉導論

　　許多肌肉都在隨意和不隨意的層次上發揮作用。它們可以自行運作，無須我們告訴它們該做什麼，但在其他情況下，我們也可以掌控自己的肌肉，讓身體在比較有意識的狀況下做運動。認識肌肉的運作方式，能幫助增強我們對身體肌肉的意識控制。

　　每條肌肉都有一個起端和一個止端，還有一種（或幾種）動作。一條肌肉收縮時，都有「作用肌」和「拮抗肌」投入工作，來協助肌肉更有效率地發揮作用。

起端（origin）：所有骨骼肌都有肌腱，這些肌腱都附著於骨頭。起端是肌肉的附著位置之一，那條肌肉的起始點。一條肌肉的起端通常都是一個固定的附著位置。

止端（insertion）：止端也是肌肉的附著位置之一，而且通常都附著於一塊隨著肌肉收縮而活動的骨頭上。

　　肌肉會跨越關節來移動骨頭。例如：肱二頭肌的主要運動是肘屈曲。為了讓手肘屈曲，這條肌肉從起端橫越肩關節，沿著肱骨向下延伸，接著跨越肘關節並附著於前臂橈骨。這樣一來，當二頭肌收縮時，它就會縮短並將前臂向上朝肩關節拉過去，而做出肘屈曲動作。其他許多肌肉也都像肱二頭肌一樣跨越多個關節，能移動多處結構。當我們知道每條肌肉的起端和止端，身體如何活動的奧祕也就開始顯現。

作用肌：主要負責控制特定運動的肌肉。作用肌也稱為「主動肌」。

拮抗肌：與主動肌對抗的肌肉。

　　身體的作用肌和拮抗肌，是兩兩成對或共組肌肉群。例如：當膕繩肌（即股後肌群）收縮，股四頭肌便會拉伸。反過來講，當膕繩肌拉伸，股四頭肌便會收縮。當作用肌收縮時，拮抗肌便會拉伸來輔助主動肌（作用肌）發揮作用。倘若股四頭肌收縮時，膕繩肌沒有拉伸，股四頭肌自己就得花更多力氣來收縮，而身體就必須消耗更多能量來活動。

　　認識個別肌肉如何分別活動，還有它們如何協同作用，能幫助各位聚焦專注於自己有可能因為姿勢或行為導致哪些身體部位的失衡。了解你自己的失衡狀況，就比較容易釐清，必須做哪些運動才能恢復身體的平衡。

肌肉運動

　　身體可以分解成種種運動部位。各種運動通常都與其反向運動配對，而且各自在被移動關節的相對側進行。例如：髖屈肌群收縮會讓髖部屈曲，而髖伸肌群收縮時就能伸展髖部。髖屈肌群位於髖關節的前側，而髖伸肌群則位於髖關節的後側。認識身體的運動術語，思考每項運動分別由哪些肢體來執行。

外展（abduction）：一肢體或結構進行的遠離身體中線的向外運動。

內收（adduction）：一肢體或結構進行的朝向身體中線的向內運動。

屈曲（flexion）：能縮小兩根骨頭之間角度的運動。

伸展（extension）：能加大兩根骨頭之間角度的運動。

內旋（internal rotation）：向內朝身體中線旋轉肢體的運動。

外旋（external rotation）：向外遠離身體中線旋轉肢體的運動。

下壓、下降（depression）：指稱肩胛的下滑運動。

上提（elevation）：指稱肩胛向上提高的運動。

前突（protraction）：指稱肩胛朝外側遠離中線的運動。

回縮（retraction）：指稱肩胛朝內側接近中線的運動。

上旋（upward rotation）：使肩胛下角向上、向外旋轉的運動。

下旋（downward rotation）：使肩胛下角向下、向內朝身體中線旋轉的運動。

旋前（pronation）：旋轉前臂使掌心朝後的運動。

旋後（supination）：旋轉前臂使掌心朝前的運動。

背屈（dorsi flexion）：使趾部向上朝脛骨彎曲的踝關節屈曲動作。

蹠屈（plantar flexion）：使趾部向下彎曲的踝關節伸展動作。

內翻（inversion）：使足底向內朝中線傾斜的運動。

外翻（eversion）：使足底向外遠離中線傾斜的運動。

側屈（lateral flexion）：使脊椎朝側向屈曲，遠離身體中線的運動。

迴旋（circumduction）：肢體的環形運動。含屈曲、伸展、內收和外展的綜合運動。

旋轉（rotation）：繞軸迴轉的運動。

骨骼肌的結構

Structure of a Skeletal Muscle

　　骨骼肌的結構是由能收縮的肌絲、肌纖維、層層筋膜、血管以及神經末梢（運動神經元）所組成。肌肉的小纖維就是肌肉的細胞。它們群集在一起，並被一種名為「筋膜」的纖維狀緻密結締組織所包覆。接著，這種纖維群還會集結成束，並被更多筋膜包覆。當筋膜包覆最後一群集束，就形成一條完整的肌肉。筋膜會把層層肌纖維包裹起來，從而減少它們與周圍肌肉或骨骼的摩擦。肌腱是每條肌肉都會形成的構造，肌肉經由肌腱來附著於骨頭。血管交織穿行於整條肌肉來供應血液，神經末梢也密集分布於整條肌肉以利身心溝通。骨骼肌的結構，可以分解為：肌原纖維、肌纖維、內肌膜、骨骼肌束、肌束膜和外肌膜。

肌原纖維：見於肌細胞內，包含負責肌肉收縮的粗肌絲和細肌絲（「肌凝蛋白」和「肌動蛋白」）。

肌纖維（細胞）：外型如長纖維的肌細胞，內含肌原纖維。

內肌膜：一層細薄的網狀結締組織，包覆個別肌纖維（肌細胞）。內肌膜也包含微血管和神經。

骨骼肌束：被包覆在肌束膜裡的一束骨骼肌纖維。每束含十到百根肌纖維。

肌束膜：包覆骨骼肌束的結締組織鞘。

外肌膜：包覆整條骨骼肌的緻密結締組織外層，能減少肌肉之間或肌肉與周圍骨頭之間的摩擦。

STRUCTURE OF A
SKELETAL MUSCLE

骨骼肌的結構

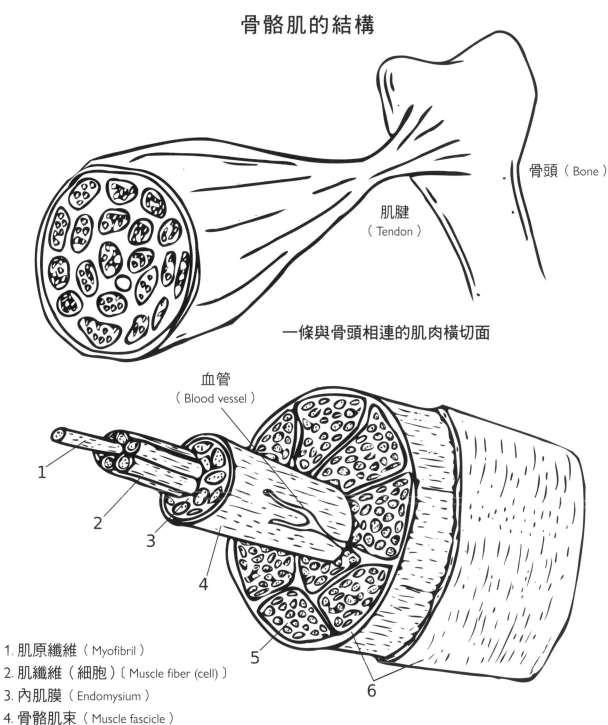

骨頭（Bone）

肌腱
（Tendon）

一條與骨頭相連的肌肉橫切面

血管
（Blood vessel）

1
2
3
4
5
6

肌肉橫切面放大圖

1. 肌原纖維（Myofibril）
2. 肌纖維（細胞）〔Muscle fiber (cell)〕
3. 內肌膜（Endomysium）
4. 骨骼肌束（Muscle fascicle）
5. 肌束膜（Perimysium）
6. 外肌膜（Epimysium）

肌肉收縮
Muscle Contraction

　　當大腦希望某個肌細胞收縮，就會發送信號給它，這時，一個肌細胞內的管狀肌原纖維，便會在一個肌小節內執行收縮程序。「肌小節」是肌原纖維裡可以收縮的單位。肌原纖維的組成單位，包含可以收縮的粗蛋白質肌絲、細蛋白質肌絲，分別稱為「肌凝蛋白」和「肌動蛋白」。肌動蛋白絲很細，肌凝蛋白絲很粗。收縮時，肌動蛋白絲和肌凝蛋白絲會交錯滑動，好讓肌小節縮短。重要的區帶標示在肌小節上。

A帶：A帶含括肌凝蛋白粗絲全長。收縮時這個區域並不會改變長度。

H區：A帶的一個分區。這個區域只有粗的肌凝蛋白絲。肌肉收縮時，肌絲彼此交滑，這個區域也隨之縮短。

M線：位於H區和肌小節中央的線。

I帶：肌小節裡面的一區，只包含很細的肌動蛋白絲。肌肉收縮時，這個區域也隨之縮短。

Z線：肌小節的邊界，由肌動蛋白組成。肌肉收縮時，各Z線也彼此靠近。

MUSCLE CONTRACTION
肌肉收縮

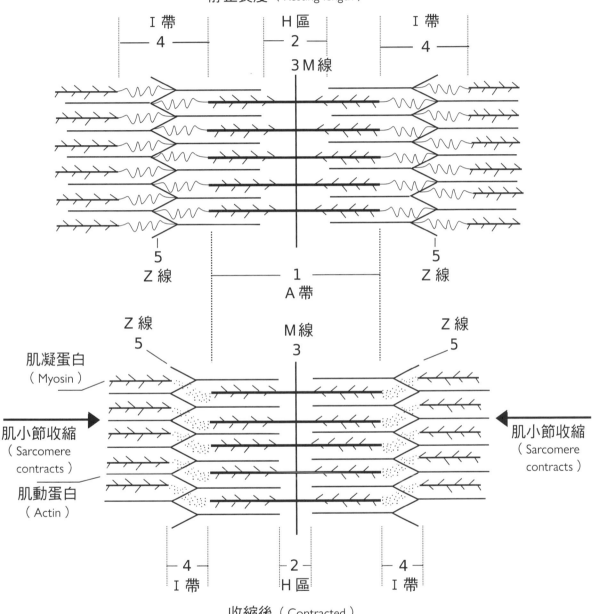

靜止長度（Resting length）

收縮後（Contracted）

1. A 帶（A-band）
2. H 區（H-zone）
3. M 線（M-line）
4. I 帶（I-band）
5. Z 線（Z-line）

關節的類型
Joint Types

　　關節是不同骨頭為了達到運動目的而彼此相連、附著的部位。滑液關節的組成，包括纖維狀結締組織、軟骨和滑液（潤滑劑）。人類體內有六種滑液關節：樞軸關節、平面（滑動）關節、樞紐（屈戌）關節、球窩關節、鞍狀關節和橢球關節。

樞軸關節：這種關節圍繞單一軸心做出旋轉動作。樞軸關節可見於橈骨和尺骨連結處。橈骨和尺骨在前臂旋前及旋後時，相互旋轉繞行。頸椎部位也有樞軸關節，它讓頭部可以左、右轉動。

平面關節：平面關節也稱為「滑動關節」，這是以帶有平坦表面的骨頭所構成的關節。運動時，平面關節交錯滑動來執行運動。平面關節見於腳踝和手腕的部分骨頭。

樞紐關節：樞紐關節也稱為「屈戌關節」，這種關節沿著一個軸來移動兩塊骨頭，並表現伸展或屈曲動作。樞紐關節的實例包括肘關節和膝關節，它們能做出屈曲和伸展動作。

球窩關節：球窩關節也稱為「杵臼關節」，這種關節由兩塊骨頭組成，其中一塊有個球狀表面，並置入另一塊骨頭的臼窩狀凹槽裡。這種列置方式產生的關節，能夠做出形式繁多的運動動作。人體有兩處主要的球窩關節，包括髖部的髖關節和肩部的肩盂肱骨關節。

鞍狀關節：這種關節的組成，包括一塊形狀像鞍的骨頭，還有一塊能置入鞍狀造型的骨頭。拇指的第一掌骨與腕部的大多角骨，共同形成一個鞍狀關節。

橢球關節：也稱為「髁狀關節」，橢球關節以一塊卵形骨頭置入一個橢圓形腔中而成。橢球關節容許屈曲、伸展、內收、外展和迴旋等動作。腕部骨頭以構成橢球關節的骨頭共組而成。

JOINT TYPES

關節的類型

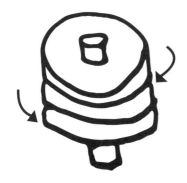

樞軸關節
（Pivot joint）

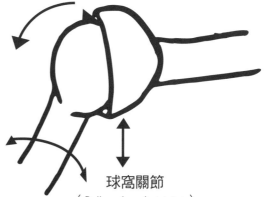

球窩關節
（Ball-and-socket joint）

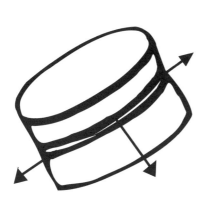

平面（滑動）關節
（Plane joint）

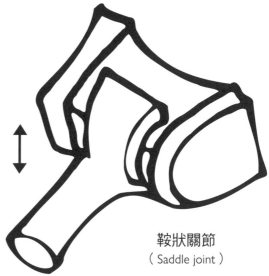

鞍狀關節
（Saddle joint）

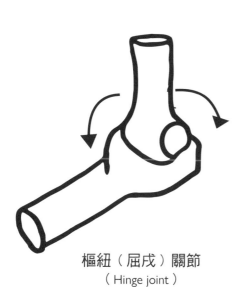

樞紐（屈戍）關節
（Hinge joint）

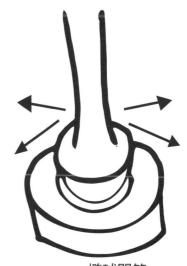

橢球關節
（Ellipsoid joint）

脊椎
The Spine

　　脊椎由二十四塊脊椎骨共組而成，能為骨骼和神經系統提供支撐並發揮保護作用。從腦部延伸出來的神經，順著脊柱下行，並分支形成周邊神經系統。周邊神經連接肌肉並傳輸腦部送過來的信息，告訴肌肉該收縮或放鬆。脊椎區分為五個段落：頸椎（C1-C7）、胸椎（T1-T12）、腰椎（L1-L5）、骶骨（薦椎，S1-S5）和尾椎骨（Co1-Co4）。頸椎和腰椎形成一道「脊柱前凸」彎弧（凹形曲線），而胸椎則與骶骨形成一道稱為「脊柱後凸」（凸形曲線）的弧形。

　　脊椎骨間隙有細小的肌肉和韌帶交織穿行，具有穩固脊椎的作用，另有較大的肌肉順著脊椎全長分布，能在運動時支撐脊椎。當脊椎周遭的肌肉收縮，它們就能促使脊椎做出屈曲、伸展、側屈和旋轉等動作。當脊椎肌肉虛弱或姿勢不當，就有可能導致脊椎偏離正中位置。因錯位而把不健康的張力施加在脊椎上頭，有可能導致不適，還會增加受傷的風險。為了讓脊椎正中對齊並保持健康，有些瑜伽體位法能促使脊椎發揮潛力做出種種運動，從而發揮讓脊椎對齊、減輕張力並降低受傷風險的功能。

頸椎：頸椎由脊椎的頭七塊脊椎骨組成並構成頸部。頸椎對齊時，便形成一道脊柱前凸彎弧。頸椎可以獨立屈曲、伸展、旋轉及側屈，無須脊椎較下方的部位參與運動。頸椎骨的尺寸比其他的脊椎骨小。第一塊、第二塊頸椎骨（C1-C2）分別稱為寰椎和樞椎。寰椎沒有椎體，而且與樞椎結合。兩塊骨頭共同形成一個關節，把脊椎和顱骨連接在一起，而且能做出形式繁多的側向動作。第七塊頸椎骨（C7）的棘突尺寸最大，而且觸摸得到。

胸椎：胸椎含十二塊脊椎骨（T1-T12），起點在C7之後，也就是脊椎開始出現脊柱後凸彎弧的位置。每塊胸椎骨都有橫突，與一組共同形成肋骨架的肋骨相連。

腰椎：腰椎由五塊大型脊椎骨（L1-L5）組成，並形成下背的脊柱前凸彎弧造型。腰椎支撐脊椎的大半重量，與骶骨相連。由於腰椎能負荷重量，倘若荷重過度，它就會繃得很緊。腰椎緊繃會導致下背疼痛，還可能傷害韌帶、肌肉或脊椎骨之間的軟骨盤。

骶骨：骶骨也就是薦椎，這是一塊楔形的脊椎骨，位於脊椎末端，且介於兩塊髖骨之間。這兩塊髖骨和骶骨相連，並形成兩個骶髂關節。骶髂關節由韌帶和肌肉安置固定，而且幾乎沒有運動空間。骶骨承接脊椎傳來的重量，並把它轉移給髖骨。骶骨在青春期之後就會結合，它可以區分為五塊脊椎骨（S1-S5）。

尾椎骨：尾椎骨是一塊小骨頭，附著於骶骨末端，而且是構成脊柱的最後一塊骨頭。尾椎骨也稱為尾骨，它可以區分為四塊細小的結合脊椎骨（Co1-Co4）。

THE SPINE

脊椎

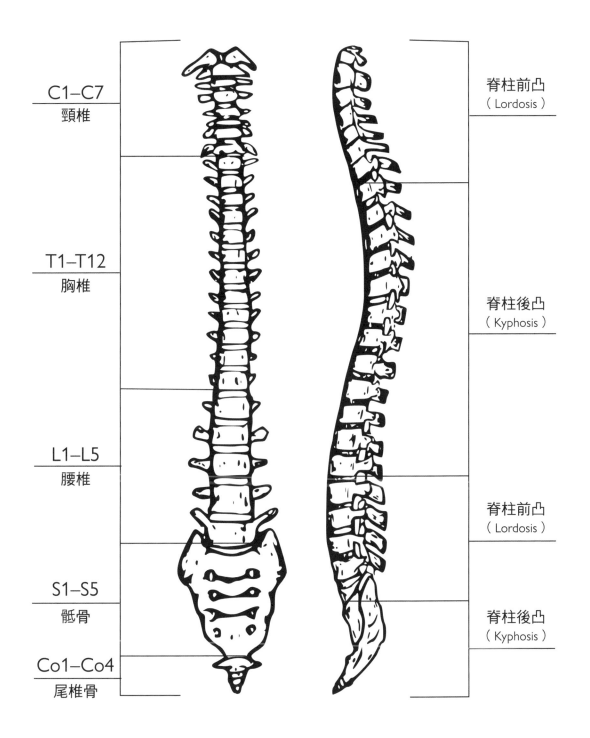

C1–C7
頸椎

T1–T12
胸椎

L1–L5
腰椎

S1–S5
骶骨

Co1–Co4
尾椎骨

脊柱前凸
（Lordosis）

脊柱後凸
（Kyphosis）

脊柱前凸
（Lordosis）

脊柱後凸
（Kyphosis）

SPINAL VERTEBRAE

脊椎骨

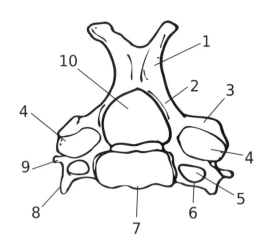

頸椎骨（Cervical Vertebrae）

1. 棘突（Spinous process）
2. 椎板（Lamina）
3. 下關節突（Inferior articular process）
4. 上關節小面（Superior articular facet）
5. 橫孔（Transverse foramen）
6. 橫突（Transverse process）
7. 椎體（Body）
8. 前結節（Anterior tubercle）
9. 後結節（Posterior tubercle）
10. 椎孔（Vertebral foramen）

胸椎骨（Thoracic Vertebrae）

1a. 棘突（Spinous process）
2a. 關節小面（articular facet）的角度
3a. 橫肋關節小面（Transverse costal facet）
4a. 椎根（Pedicle）
5a. 上肋關節小面（Superior costal facet）
6a. 椎體（Body）
7a. 上關節小面（Superior articular facet）
8a. 椎板（Lamina）

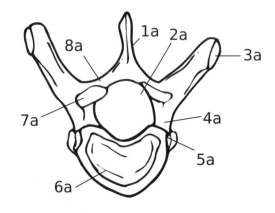

SPINAL VERTEBRAE

脊椎骨

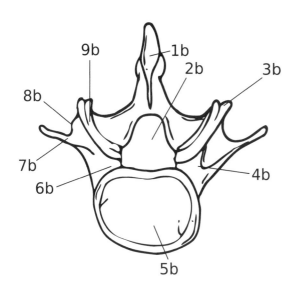

腰椎骨（Lumbar Vertebrae）

1b. 棘突（Spinous process）

2b. 椎孔（Vertebral foramen）

3b. 乳突（Mamillary process）

4b. 椎根（Pedicle）

5b. 椎體（Vertebral body）

6b. 椎板（Lamina）

7b. 橫突（Transverse process）

8b. 副突（Accessory process）

9b. 上關節突（Superior articular process）

骶骨（Sacrum）

1c. 上關節突（Superior articular process）

2c. 骶中嵴（Median sacral crest）

3c. 骶管（Sacral canal）

4c. 骶骨外側部（Lateral part of sacrum）

5c. 骶骨翼（Wing of sacrum）

6c. 岬（Promontory）

7c. 骶骨骨底（Base of sacrum）

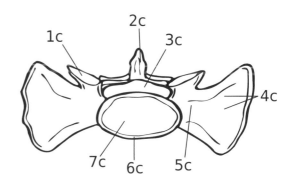

NECK MUSCLES

頸部肌肉群

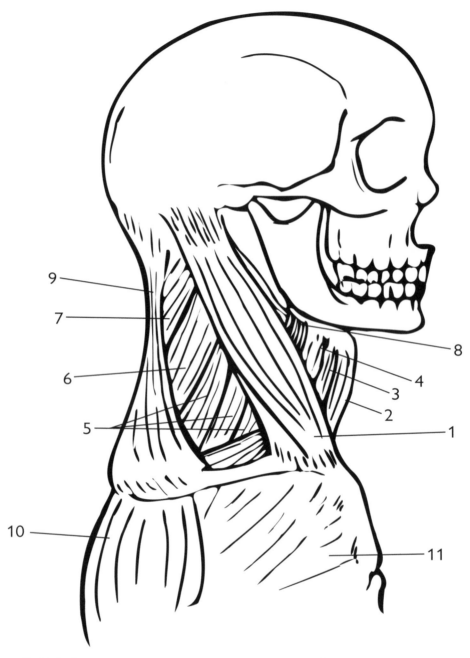

1. 胸鎖乳突肌（Steinocleidomastoid）

2. 胸舌肌（Sternohyoid）

3. 肩舌肌（Omohyoid）

4. 盾舌肌（Thyrohyoid）

5. 斜角肌（Scalene muscles）

6. 提肩胛肌（Levator scapulae）

7. 頭夾肌（Spenius capitus）

8. 頭長肌（Longus capitus）

9. 斜方肌（Trapezius）

10. 三角肌（Deltoid）

11. 胸大肌（Pectoralis major）

SPINAL MOVEMENTS

脊椎運動

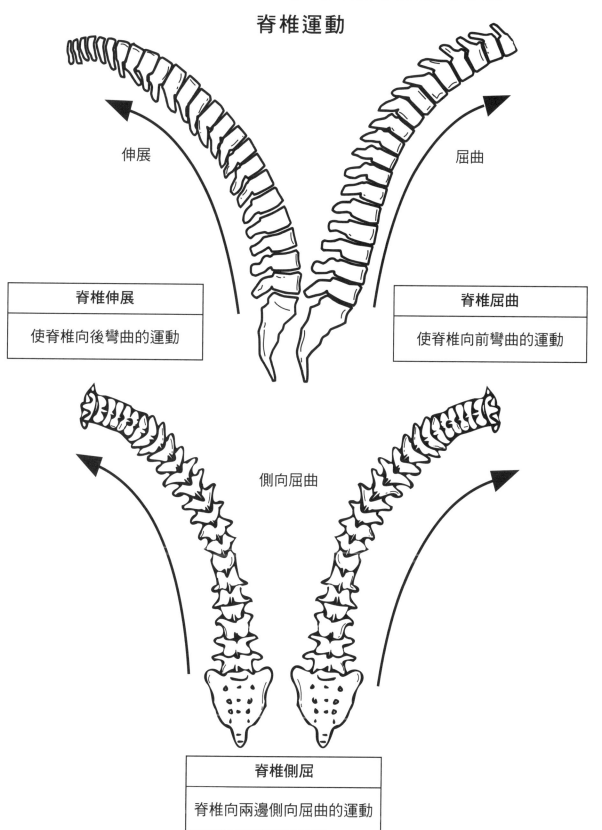

伸展

屈曲

脊椎伸展
使脊椎向後彎曲的運動

脊椎屈曲
使脊椎向前彎曲的運動

側向屈曲

脊椎側屈
脊椎向兩邊側向屈曲的運動

脊伸肌群
Spinal Extensors

脊伸肌是一群能在收縮時使脊椎向後彎曲，做出伸展動作的肌肉。這群能做出這項運動的肌肉被稱為「豎脊肌」。豎脊肌是一組肌肉的統稱，包含髂肋肌、最長肌和棘肌。它們從腰椎延伸到顱骨骨底，順沿脊柱兩側分布。脊伸肌群緊繃的話，會引起腰痛，從而限制活動能力。使用脊椎或身體任何部位的時候，重點在於動作要輕柔。把你的注意力放在脊椎，一有不適的跡象就馬上停止。若想拉長緊繃的脊伸肌群，可以進行讓脊椎屈曲的瑜伽體位法或運動。屈膝的站立前屈式和貓式，是能讓脊椎屈曲的幾項和緩的瑜伽體位法。為了強化脊伸肌群的力量，練習能夠讓脊椎做出伸展動作的瑜伽體位法或運動，就可以強化肌肉的力量。蝗蟲式和駱駝式具有強化脊伸肌群肌力的作用。

讓脊伸肌群動起來

俯臥並使雙臂緊貼兩側（內收）。動用你的核心肌群，並用力讓你的髖部、脛骨和腳踝向下緊壓地面，以穩固下半身。吸氣時，把胸部和雙臂抬離地面，撐住10～30秒。保持輕鬆呼吸。撐住時，要用力拉長脊椎朝頭部方向延伸，並凝視前方的地面，以免頸部過度伸展。鬆開並休息10～30秒。反覆三到五次。

你注意到什麼現象？是不是感覺到背側的某條肌肉收縮了？有沒有發覺哪個部位異常緊繃或工作過度？把你的經驗記在心中或記錄下來，這樣你就能知道身體是怎麼運作的。每天練習這項運動，能幫助脊伸肌群強化力量，並在日常運動時支撐脊椎。

SPINAL EXTENSORS

脊伸肌群

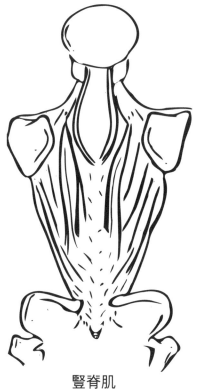

豎脊肌
（Erector spinae）

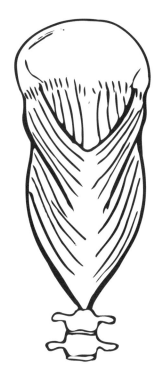

頭夾肌（Splenius capitus）、
頸夾肌（Splenius cervicis）、
頭半棘肌（Semispinalis capitus）

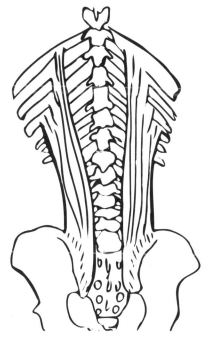

髂肋肌
（Iliocostalis）

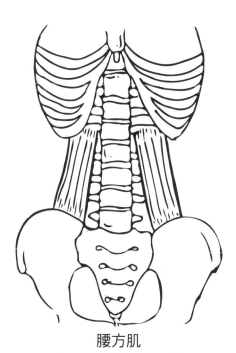

腰方肌
（Quadratus lumborum）

脊屈肌群
Spinal Flexors

脊屈肌是可以使脊椎向前彎曲的一群肌肉。這些肌肉包括腹直肌和髂腰肌。腹橫肌也扮演了一個很重要的角色，負責壓縮腹腔的臟器。當腹橫肌收縮並壓縮腹部時，脊屈肌群就能對脊椎施加更強大，也更穩固的收縮力量。當脊屈肌群緊繃時，就限制了脊椎的伸展能力。練習能使脊椎做出伸展動作的瑜伽體位法，就能把這些肌肉拉長。蝗蟲式、半眼鏡蛇式及弓式，都是能使脊屈肌群拉長的體位法。倘若脊屈肌群虛弱的話，會引發背痛。

若是缺少對脊椎正面施加的強力支撐，身體就比較容易在運動時受傷。使脊椎屈曲，有助於強化脊椎的屈肌。貓式和斜板式，都有利於強化脊屈肌群的力量。

讓脊屈肌群動起來

首先以雙手和雙膝著地，脊椎正中對齊。倘若覺得膝部需要襯墊，就拿一條毯子摺疊起來使用。雙肩與雙腕對齊，髖部與膝部對齊。脛骨和腳踝向下緊壓地面，以穩固姿勢。呼氣時，將脊椎朝天花板上提或屈曲，實際進行時，可以稍微蜷縮骨盆並動用腹肌，來移動並支撐脊椎，進而構成屈曲姿勢（貓式）。下巴朝胸部內縮。保持這個姿勢10～30秒，接著讓脊椎回到正中位置。反覆三到五次。

你注意到什麼現象？當你的脊椎屈曲並朝向天花板蜷曲時，你是不是也感覺到腹肌在收縮？把你的感受記在心裡或記錄下來。每天練習這項運動，能幫助強化脊椎前面的肌肉，並在運動時活動那些肌肉群來支撐脊椎。

SPINAL FLEXORS

脊屈肌群

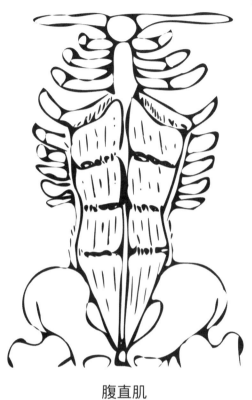

腹直肌
（ Rectus abdominis ）

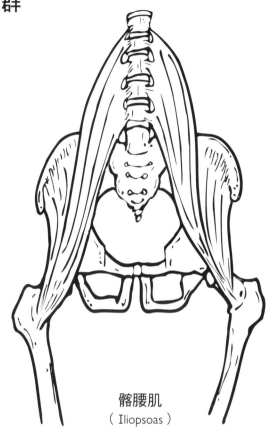

髂腰肌
（ Iliopsoas ）

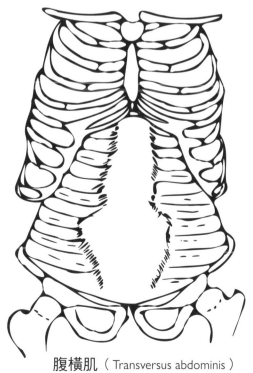

腹横肌（ Transversus abdominis ）

脊椎的側屈肌群
Spinal Flexors of the Spine

　　脊椎的側屈肌是能使脊椎做出側彎運動的一群肌肉。側屈肌群沿著脊椎左右側邊延伸分布，當一側的側屈肌群收縮時，對側的側屈肌群就扮演拮抗肌的角色並延伸拉長。負責讓脊椎朝側向屈曲的肌肉為：腹內斜肌、腹外斜肌、腹直肌、髂腰肌、腰方肌、髂肋肌、豎脊肌、背闊肌。當側屈肌群緊繃或虛弱時，脊椎朝側向屈曲的能力就會受限。練習使脊椎側向屈曲的瑜伽體位法，能幫助拉長並強化側屈肌。側展臂山式和門閂式，都是能拉長並強化脊椎側屈肌群的體位法。

讓側屈肌群動起來

　　從山式開始，雙臂在側邊下垂。雙腳向下緊壓地面，並穩固你的骨盆。稍微活動核心肌群，不要讓肋骨架向前凸伸。用力朝向你的頭部拉長脊椎。頸部放鬆。吸氣時，將雙臂向兩側外展並高舉過頭。呼氣時，將脊椎向左側彎或側屈。保持這個姿勢5～10秒，接著就讓你的脊椎恢復正中姿勢。改朝右方重複做這項運動。練習這兩個動作三到五次。

　　你注意到什麼現象？做這項運動會不會感到很笨拙或僵直？是不是覺得平順、有支撐？

　　脊椎側屈並不是一種大幅度的運動，而且只要左右滑動肋骨架就能察覺得到。當你的脊椎朝側向屈曲，拉長的脊椎就能為脊椎骨騰出空間。這項練習可以在椅子上或地面採坐姿進行，也可以站著做。每日練習這項運動，能幫助強化並活動側屈肌，從而能夠在日常運動時幫助支撐脊椎。

LATERAL FLEXORS OF THE SPINE

脊椎的側屈肌群

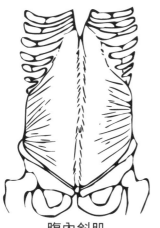

腹內斜肌
（ Internal oblique ）

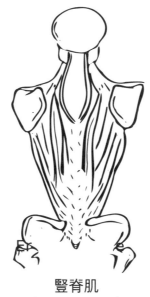

豎脊肌
（ Erector spinae ）

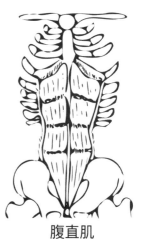

腹直肌
（ Rectus abdominis ）

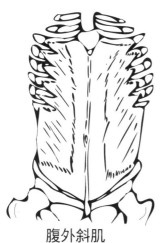

腹外斜肌
（ External oblique ）

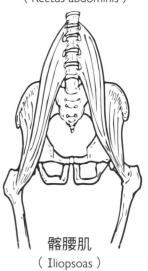

髂腰肌
（ Iliopsoas ）

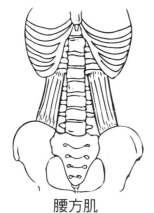

腰方肌
（ Quadratus lumborum ）

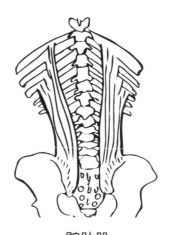

髂肋肌
（ Iliocostalis ）

背闊肌
（ Latissimus dorsi ）

腹肌群
The Abdominals

　　腹肌是指一群能在收縮時運動脊椎的肌肉。腹肌群由四種肌肉組成：腹橫肌、腹內斜肌、腹外斜肌、腹直肌。這四種肌肉也會壓縮腹部臟器，於是脊椎很容易就能強力屈曲。由於腹肌群能穩固骨盆和脊椎，當它們變得虛弱，運動時身體保持平衡的能力就會減弱。例如：當身體從坐姿改成站立，腹肌群就會發揮作用來屈曲並平衡脊椎。倘若腹肌群太弱，無力活動，那麼脊椎就沒辦法保持平衡，而身體就要費力掙扎。倘若腹肌群虛弱的話，會導致脊椎更容易受傷。

　　若想強化腹肌群的力量，練習能使脊椎屈曲的瑜伽體位法或運動，就能夠強化肌肉。貓式和船式等瑜伽體位法，必須屈曲脊椎並需要腹肌群收縮。若想拉長緊繃的腹肌群，可以練習牛式和上弓式，這些體位法都需要脊椎伸展並能使腹肌群拉長。

腹橫肌：腹橫肌是位於最深處的一層腹肌。這些肌肉收縮時能輔助脊椎側屈曲。由於腹橫肌是最深層的肌肉，它在壓縮腹腔臟器上扮演了重大的角色。若再搭配骨盆底肌群的收縮，腹橫肌就能在脊椎做出反向姿勢時，提供強度並保持平衡。

腹內斜肌：腹內斜肌起於肋骨第七對至第十二對肋軟骨、胸腰筋膜、髂嵴、髂前上棘及髂腰肌筋膜。肌纖維沿著內側延伸，並止於第十對至第十二對肋骨及腹白線。腹內斜肌收縮，可促成側屈曲、旋轉和軀幹屈曲。它們壓縮腹腔臟器，協助脊椎輕鬆做出屈曲動作。

腹外斜肌：腹外斜肌是位於最上層的肌肉群。它起於第五對至第十二對肋骨的表面。肌纖維沿著內側和後側延伸，並止於腹白線、恥結及髂骨前嵴上。當腹外斜肌的肌纖維收縮，便會讓脊椎做出屈曲、側屈動作，並協助進行脊椎旋轉。脊椎屈曲時，腹外斜肌會壓縮腹腔並將胸部向下拉。

腹直肌：腹直肌就是號稱「六塊肌」的肌群。這群肌肉在前軀幹中線兩側垂直分布。腹直肌起於骨盆的恥骨，向上延伸並止於第五對至第七對肋軟骨，以及胸骨的劍突。當腹直肌的肌纖維收縮時，脊椎便會呈屈曲姿態。腹直肌會壓縮腹部臟器，並穩固骨盆。進行深度脊椎伸展體位法時，腹直肌還能保護脊椎，防止它過度伸展。

TRANSVERSUS ABDOMINIS

腹橫肌

作用：壓縮腹部、單向旋轉軀幹到同一側。
起端：第七對至第十二對肋軟骨、胸腰筋膜、髂嵴、髂骨前棘、髂腰肌筋膜
止端：腹白線、恥骨嵴
作用肌： 腹直肌（rectus abdominis）、 腹外／內斜肌（external/internal obliques）
拮抗肌：豎脊肌（erector spinae）
體位法： 收縮：山式、貓式、鶴式 拉長：側角式

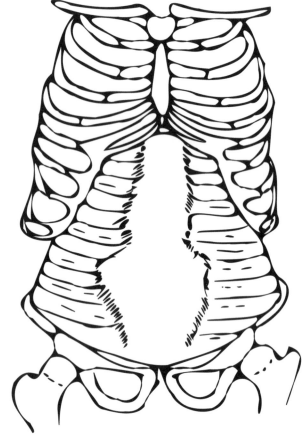

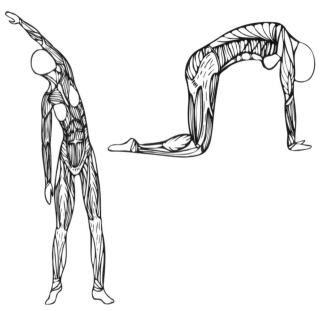

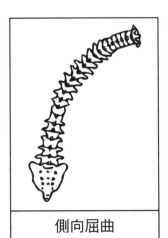

側向屈曲

INTERNAL OBLIQUE

腹內斜肌

作用：使脊椎朝側向屈曲、旋轉脊椎、屈曲軀幹、壓縮腹部，以及穩固骨盆。
起端：第七對至第十二對肋軟骨、胸腰筋膜、髂嵴、髂前上棘、髂腰肌筋膜
止端：第十對至第十二對肋骨、腹白線
作用肌：股直肌（rectus femoris）、腹橫肌（transversus abdominis）、髂肋肌（iliocostalis）、最長肌（longissimus）、腹外斜肌（external oblique）
拮抗肌：髂肋肌（iliocostalis）、最長肌（longissimus）、腰大肌（psoas major）、腹外斜肌（external oblique）
體位法： 收縮和拉長：門閂式、三角側伸展式、側展臂山式

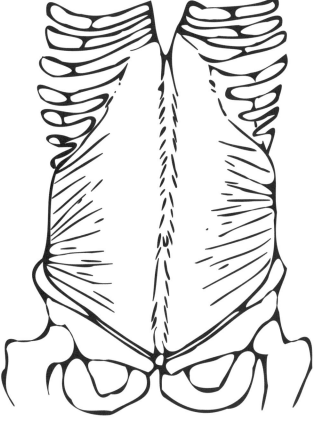

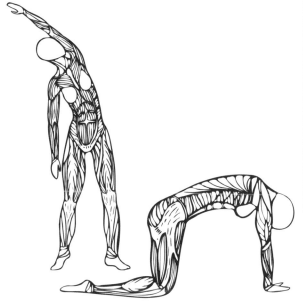

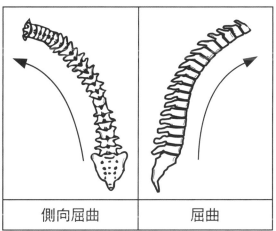

側向屈曲	屈曲

EXTERNAL OBLIQUE
腹外斜肌

作用：使脊椎朝側向屈曲、屈曲軀幹、壓縮腹部，以及穩固骨盆。

起端：第五對至第十二對肋骨

止端：腹白線、恥結、髂骨前嵴

作用肌：
側屈：豎脊肌（erector spinae）、
　　　腹內斜肌（internal obliques）
屈曲：腹直肌（rectus abdominis）、
　　　腹橫肌（transversus abdominis）

拮抗肌：
側屈：豎脊肌（erector spinae）、
　　　腹內斜肌（internal obliques，對側）

體位法：
收縮和拉長：側展臂山式、三角側伸展式、半深度側彎延展式

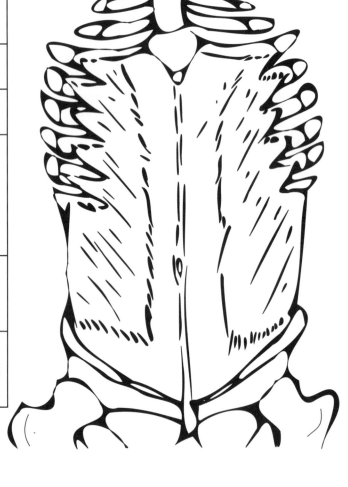

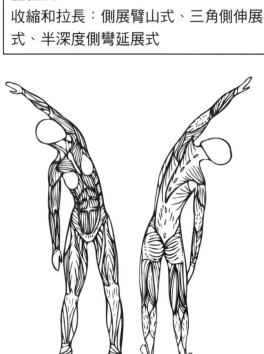

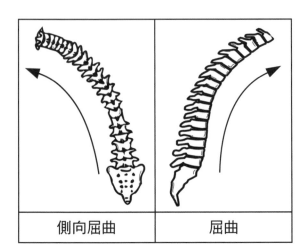

側向屈曲	屈曲

RECTUS ABDOMINIS

腹直肌

作用：屈曲軀幹、穩固骨盆，以及壓縮腹部。
起端：恥骨
止端：第五對至第七對肋軟骨、胸骨劍突
作用肌： 腹外／內斜肌（external/internal obliques）、 腹橫肌（transversus abdominis）
拮抗肌： 髂肋肌（iliocostalis）、 最長肌（longissimus）、 棘肌（spinalis）、 半棘肌（semispinalis）
體位法： 收縮：貓式、鶴式、船式 拉長：牛式、駱駝式、上弓式

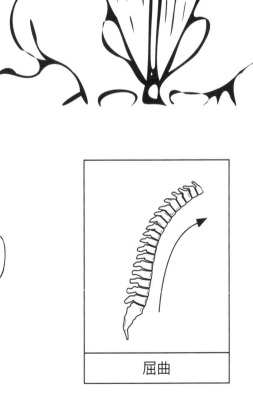

屈曲

豎脊肌
Erector Spinae

豎脊肌是一群細長的肌肉，能夠收縮而使整副脊椎伸展。豎脊肌可以區分為三群：棘肌、最長肌、髂肋肌。棘肌和最長肌能夠伸展、旋轉頭部。最長肌和髂肋肌能夠伸展及側向屈曲脊椎。豎脊肌從頸椎沿著脊柱向下延伸，並繼續分布到骶骨的骨崤。倘若身體姿勢有利於脊椎伸展，最後就可能導致豎脊肌緊繃。這些肌肉若運用過度，也可能變得僵硬，造成不適。

若想拉長豎脊肌，練習能夠讓脊椎屈曲的瑜伽體位法或運動，可以拉長伸展肌肉群。這類的瑜伽體位法有貓式和站立前屈式。倘若豎脊肌因欠缺伸展而變得虛弱，則它們在運動時穩固及支撐脊椎的能力也會隨之減弱。這會提高背部受傷的機會，特別是在練習深度脊椎伸展的體位法之時。

若想強化豎脊肌，有些瑜伽體位法或運動能讓脊椎做出伸展動作，而且不會讓脊椎承受太大的負荷，練習這些體位法就能開始強化豎脊肌，並讓負責伸展的肌肉群做好準備，以進行會帶來更大負荷的體位法。這類瑜伽體位法包括蝗蟲式和牛式。

ERECTOR SPINAE

豎脊肌

作用：讓脊椎伸展和側屈（髂肋肌和最長肌）；讓頸椎與胸椎伸展和側屈（棘肌）。
起端：C5–L3棘突（棘肌）。C4–T6橫突、骶骨、髂嵴（最長肌）。第三對至第十二對肋骨、骶骨、髂嵴、胸腰筋膜（髂肋肌）。
止端：C2–T8棘突（棘肌）。顳骨、C2–C5橫突、第二對至第十二對肋骨（最長肌）。C4–C6橫突、第一對至第六對肋骨、胸腰筋膜（髂肋肌）。
作用肌：最長肌（longissimus）、棘肌（spinalis）、髂肋肌（iliocostalis）
拮抗肌： **伸展**：腹直肌（rectus abdominis）、 　　　　腹外／內斜肌（external/internal obliques）、 　　　　腹橫肌（transversus abdominis） **側屈**：對側肌肉
體位法： **收縮**：牛式、駱駝式、上弓式、蝗蟲式 **拉長**：貓式、嬰兒式、坐姿前屈式

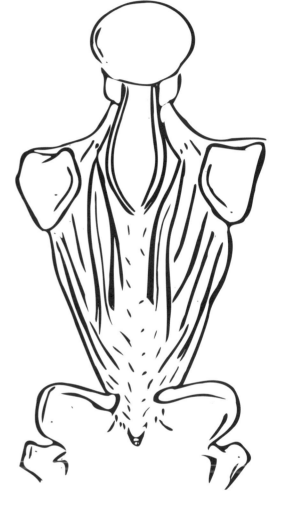

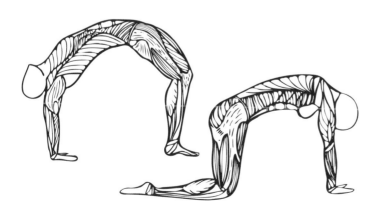

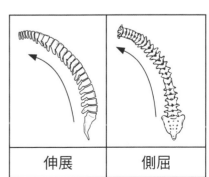

伸展	側屈

髂肋肌
Iliocostalis

髂肋肌沿著脊椎兩側分布，從後髖骨延伸到外側肋骨架。

髂肋肌隸屬豎脊肌群，收縮時能伸展並側屈脊椎。

它起於第三對至第七對肋骨、骶骨、髂嵴以及胸腰筋膜，向上延伸並止於C4–C6脊椎骨、第一對至第六對肋骨、第十二對肋骨，以及上腰椎。

ILIOCOSTALIS

髂肋肌

作用：伸展和側屈
起端：第三對至第七對肋骨、骶骨、髂嵴、胸腰筋膜
止端：C4–C6、第一對至第六對肋骨、第十二對肋骨、胸腰筋膜、上腰椎
作用肌： 伸展：最長肌（longissimus）、 　　　棘肌（spinalis）、 　　　半棘肌（semispinalis） 側屈：最長肌（longissimus）、 　　　腹外／內斜肌（external/internal 　　　oblique，側屈的相對側）
體位法： 收縮和拉長：扭轉側角式（相對兩側）、側展臂山式

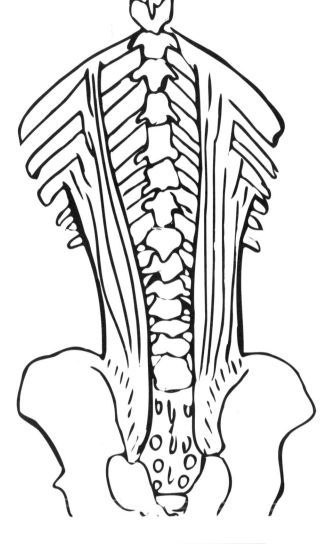

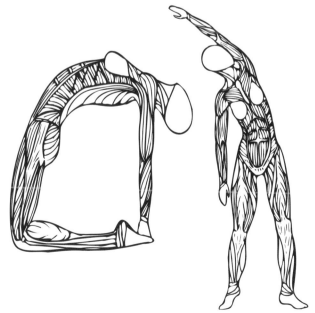

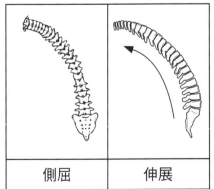

側屈	伸展

腰方肌

Quadratus Lumborum

腰方肌位於脊椎兩側，從髖骨向肋骨延伸分布。

腰方肌起於髂腰韌帶和髂嵴，其纖維延伸並止於第十二對肋骨的下緣，以及L1–L4的橫突。

腰方肌纖維收縮時，會使脊椎呈側屈姿勢。側展臂山式能使腰方肌的一側伸長，並強化另一側的力量。

QUADRATUS LUMBORUM

腰方肌

作用：使脊椎朝側向屈曲
起端：髂腰韌帶、髂嵴
止端：第十二對肋骨的下緣、L1–L4 的橫突
作用肌： 腰髂肋肌（iliocostalis lumborum）、 胸最長肌（longissimus thoracis）、 腰大肌（psoas major）、 腹外／內斜肌（external/internal oblique）
拮抗肌：（位於對側的） 腰髂肋肌（iliocostalis lumborum）、 胸最長肌（longissimus thoracis）、 腰大肌（psoas major）、 腹外／內斜肌（external/internal oblique）
體位法： 收縮和拉長：展臂山式、三角側伸展式

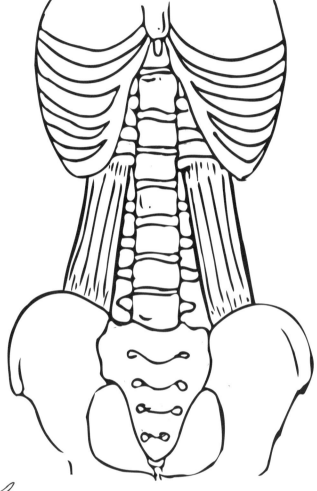

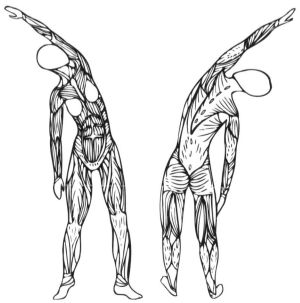

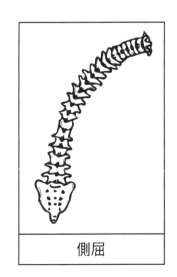

側屈

骨盆

Pelvic Bowl

　　骨盆的骨頭由左、右兩塊髖骨、骶骨，以及尾椎骨組成。髖骨原本區分為三塊骨頭：髂骨、坐骨、恥骨。這些骨頭在身體隨著年齡增長之後，便結合成為髖骨。接著，它們和骶骨相連構成兩個骶髂關節，並形成一個碗狀結構。髖骨下方部位，包括坐骨粗隆。坐骨粗隆在瑜伽界簡稱為坐骨，兩塊坐骨共同在名為「恥骨聯合」的軟骨關節處，與左、右髖骨相連。當這些骨頭就定位，骨盆就成形了。

　　脊椎骨底與骶骨上部相會並形成腰骶椎，把上半身與下半身連在一起。股骨頭置於髖骨的一處名為「髖臼」的窩臼裡，構成一個球窩滑液關節，名叫髖臼股骨關節。這處關節把下半身和上半身連接在一起。由於髖部位於脊椎骨底，它們在運動時也支撐脊椎與上半身的重量。當重量由髖部支撐住，接著就轉移到雙腿，隨後傳進地下。

　　髖部由兩個球窩關節構成，具有很高的活動性，能做出形式繁多的種種運動。髖關節周圍由大、小肌肉環繞，能穩固骨盆以收縮、拉長來移動股骨。倘若這些運動肌群虛弱或緊繃，髖部可能會失去平衡，這樣一來就比較容易受傷或不適。

　　髖關節能做出的運動有：內收、外展、屈曲、伸展、內旋、外旋。若想讓髖部保持平衡，重點在於依循平衡的瑜伽順序來鍛鍊髖部，確保整套髖部運動能採行兼顧拉伸和強度的作法。

PELVIC BOWL

骨盆

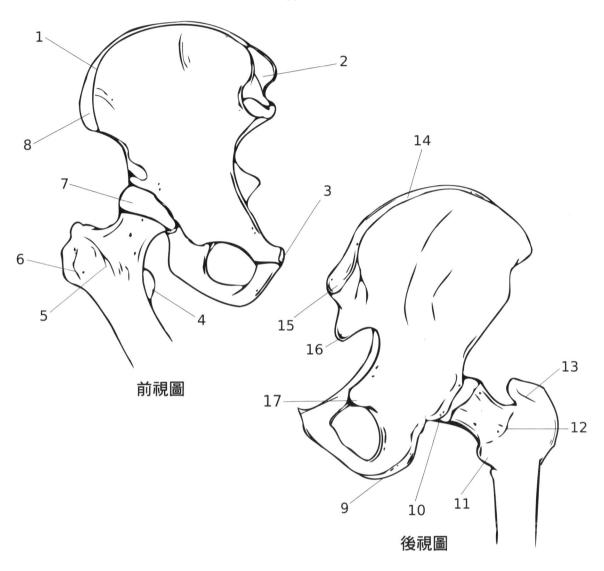

前視圖

後視圖

前視圖

1. 髂嵴（Iliac crest）
2. 骶髂關節位置（Sacroiliac joint site）
3. 恥結（Pubic tubercle）
4. 小轉子（Lesser trochanter）
5. 轉子間線（Intertrochanteric line）
6. 大轉子（Greater trochanter）
7. 股骨頭（Head of femur）
8. 髂前上棘（Anterior superior iliac spine）

後視圖

9. 坐骨粗隆（Ischial tuberosity）
10. 髖臼邊緣（Acetabular rim）
11. 小轉子（Lesser trochanter）
12. 轉子間嵴（Intertrochanteric crest）
13. 大轉子（Greater trochanter）
14. 髂嵴（Iliac crest）
15. 髂後上棘（Posterior superior iliac spine）
16. 髂後下棘（Posterior inferior iliac spine）
17. 坐骨棘（Ischial spine）

PELVIC BOWL

骨盆

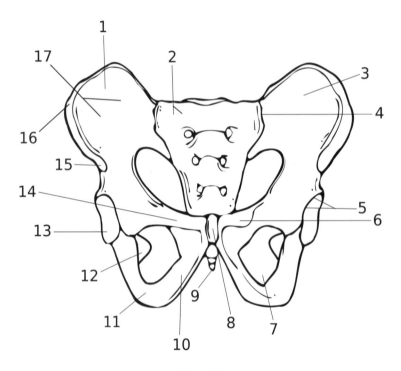

前視圖

前視圖

1. 髖骨（Hip bone）

2. 骶骨（Sacrum）

3. 髂窩（Iliac fossa）

4. 骶髂關節（Sacroiliac joint）

5. 髖臼緣（Acetabular margin）

6. 恥結（Pubic tubercle）

7. 閉孔（Obturator foramen）

8. 恥骨聯合（Pubic symphysis）

9. 尾椎骨（Coccyx）

10. 恥骨下支（Inferior pubic ramus）

11. 坐骨支（Ischial ramus）

12. 坐骨棘（Ischial spine）

13. 髖臼（Acetabulum）

14. 恥骨上支（Superior pubic ramus）

15. 髂前上棘（Anterior superior iliac spine）

16. 髂嵴（Iliac crest）

17. 臀面（Gluteal surface）

PELVIC BOWL

骨盆

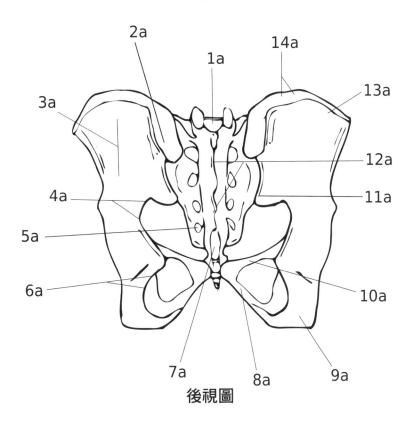

後視圖

骶骨
Sacrum

骶骨位於骨盆兩塊髖骨之間。骶骨呈三角形，和髖骨的相連區域形成了骶髂關節。骶骨原本區分為S1–S5五塊骨頭，當年歲增長，從童年到成年期，這五塊脊椎骨也結合為一。

骶骨和脊椎對齊，承接上半身的重量，接著就把它轉傳給髖骨，而髖骨又把重量向下傳給雙腿。由於骶髂關節幾乎沒有什麼運動空間，若骶骨承接了不均衡的重量，就可能導致骶髂關節偏離中軸。這樣的錯位可能引發疼痛。

在練習瑜伽時，進行扭轉體位法或者以古怪的方式（三角式）開展骨盆時，骶髂關節疼痛是常見的現象。扭轉所產生的力矩，往往超過骶髂關節所能耐受的上限，從而導致關節滑脫，致使關節周圍的韌帶承受了超出其設計功能的力量。為了防範這種現象，進行時可以專注察覺扭轉體位法所產生的壓力強度，並稍微釋開扭轉或者讓坐骨從地面抬高一些（進行坐姿扭轉時）。這樣就可以減緩脊椎扭轉所產生的力矩強度，並釋開施加於骶髂關節的壓力。

SACRUM

骶骨

前視圖

1. 上關節突（Superior articular process）
2. 骶骨底（Base of sacrum）
3. 骶前隆凸（Anterior sacral promontory）
4. 骶前孔（Anterior sacral foramen）
5. 尾椎骨（Coccyx）
6. 骶骨尖（Apex of sacrum）
7. 橫線（Transverse line）

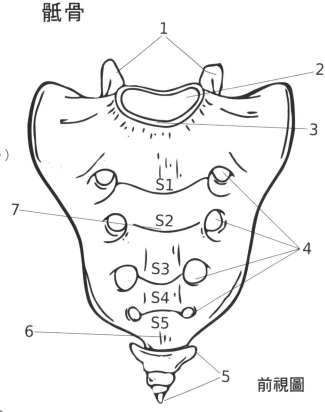

前視圖

後視圖

8. 上關節小面（Superior articular facet）
9. 耳狀面（Auricular surface）
10. 骶骨粗隆（Sacral tuberosity）
11. 骶中嵴（Median sacral crest）
12. 骶骨角（Sacral cornu）
13. 尾椎骨角（Coccygeal cornu）
14. 骶管裂孔（Sacral hiatus）
15. 橫突（Transverse process）
16. 骶後孔（Posterior sacral foramen）
17. 骶管（Sacral canal）

股骨和髖部的肌肉
Femur Bone and Muscles of the Hip

　　股骨是人體最長的骨頭，其設計功能是要承重。這對長骨從髖骨轉承上半身的重量，接著向下轉給雙腳並傳到地下。這根骨頭的近端為股骨頭和股骨頸。頭部呈球狀，置入髖骨窩，構成髖臼股骨關節（也就是髖關節）。這處球窩關節周圍包覆了韌帶、軟骨和滑液。韌帶的作用是讓股骨的頭部、頸部，保持安置於窩臼裡面，而軟骨和滑液的功能則是潤滑骨頭，減少摩擦，並為關節提供滋養。

　　髖關節周圍有小型肌肉群，除了促成股骨的內旋和外旋之外，還負責支撐股骨頭和股骨頸，確保它們穩固地安置在窩臼裡面。此外，沿著股骨全長還分布了一些較大型的肌肉，它們收縮時能做出較大幅度的運動。股骨還有一些溝槽和隆凸沿著縱長分布。從這裡就能看出肌肉和韌帶附著於骨頭上的哪些位置。當一位瑜伽教師不必知道所有的溝槽或隆凸，不過熟悉這些特徵，或許有助於更深入認識這些肌肉附著於股骨的模樣。

FEMUR BONE

股骨

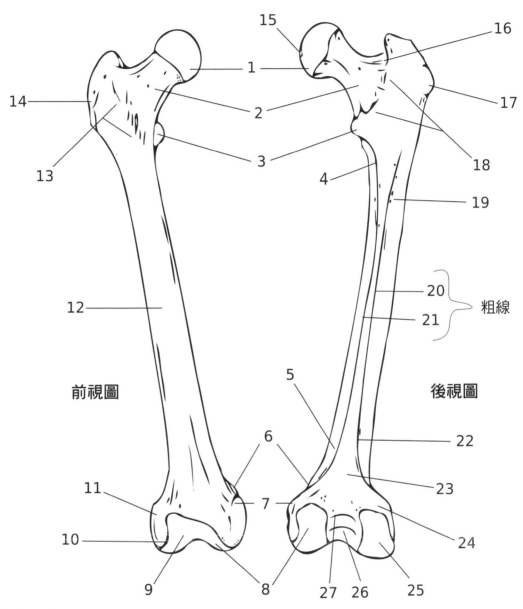

前視圖

後視圖

粗線

1. 頭（Head）
2. 頸（Neck）
3. 小轉子（Lesser trochanter）
4. 恥骨線（Pectineal line）
5. 內側髁上線（Medial supracondylar line）
6. 內上髁（Medial epicondyle）
7. 內收肌結節（Adductor tubercle）
8. 內髁（Medial condyle）
9. 髕骨面（Patellar surface）
10. 外髁（Lateral condyle）
11. 外上髁（Lateral epicondyle）
12. 骨幹（Shaft）
13. 轉子間線（Intertrochanteric line）
14. 大轉子（Greater trochanter）

15. 凹（Fovea）
16. 轉子窩（Trochanteric fossa）
17. 大轉子（Greater trochanter）
18. 轉子間嵴（Intertrochanteris crest）
19. 臀肌粗隆（Gluteal tuberosity）
20. 外側唇（Lateral lip）
21. 內側唇（Medial lip）
22. 外側髁上線（Lateral supracondylar line）
23. 膕面（Popliteal surface）
24. 外上髁（Lateral epicondyle）
25. 外髁（Lateral condyle）
26. 髁間切跡（Intercondylar notch）
27. 髁間線（Intercondylar line）

MUSCLES OF THE HIP

髖部的肌肉群

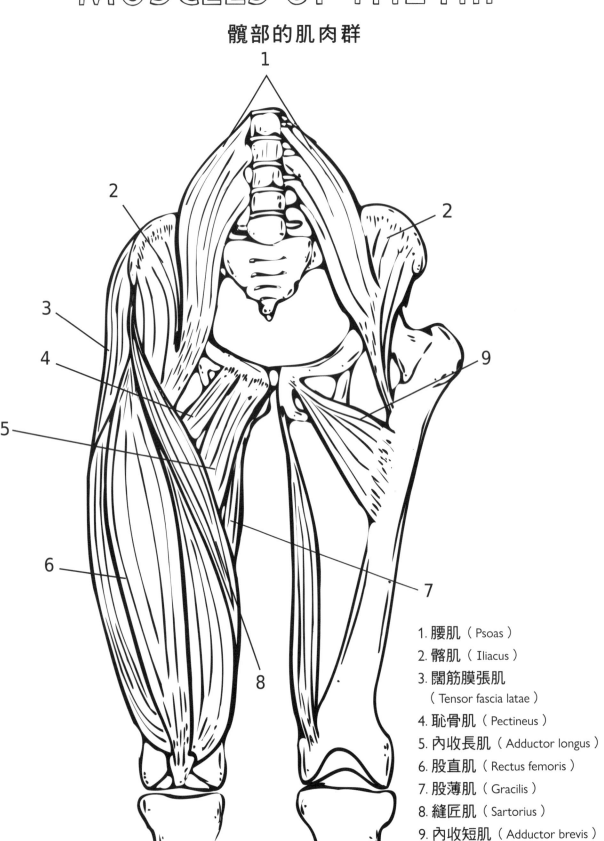

1. 腰肌（Psoas）
2. 髂肌（Iliacus）
3. 闊筋膜張肌
   （Tensor fascia latae）
4. 恥骨肌（Pectineus）
5. 內收長肌（Adductor longus）
6. 股直肌（Rectus femoris）
7. 股薄肌（Gracilis）
8. 縫匠肌（Sartorius）
9. 內收短肌（Adductor brevis）

MUSCLES OF THE HIP

髖部的肌肉群

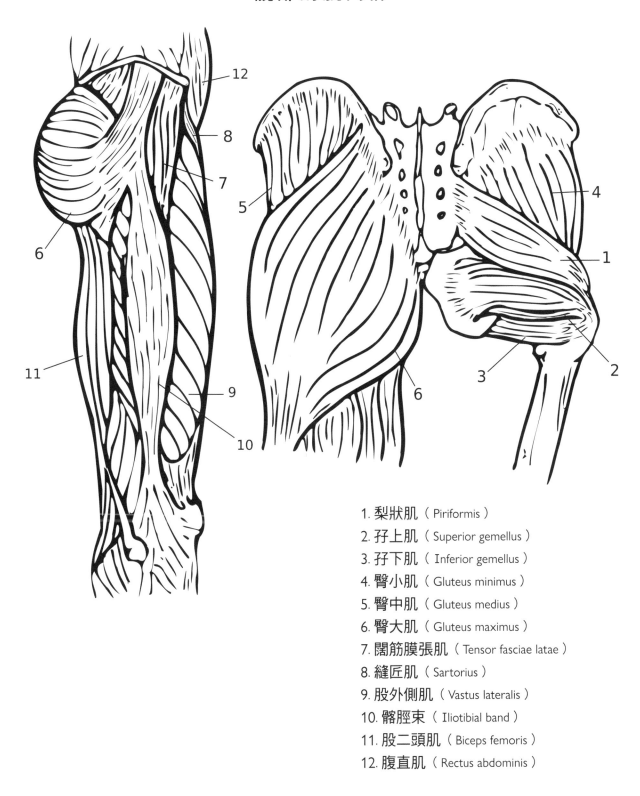

1. 梨狀肌（Piriformis）
2. 孖上肌（Superior gemellus）
3. 孖下肌（Inferior gemellus）
4. 臀小肌（Gluteus minimus）
5. 臀中肌（Gluteus medius）
6. 臀大肌（Gluteus maximus）
7. 闊筋膜張肌（Tensor fasciae latae）
8. 縫匠肌（Sartorius）
9. 股外側肌（Vastus lateralis）
10. 髂脛束（Iliotibial band）
11. 股二頭肌（Biceps femoris）
12. 腹直肌（Rectus abdominis）

MUSCLES OF THE HIP

髖部的肌肉群

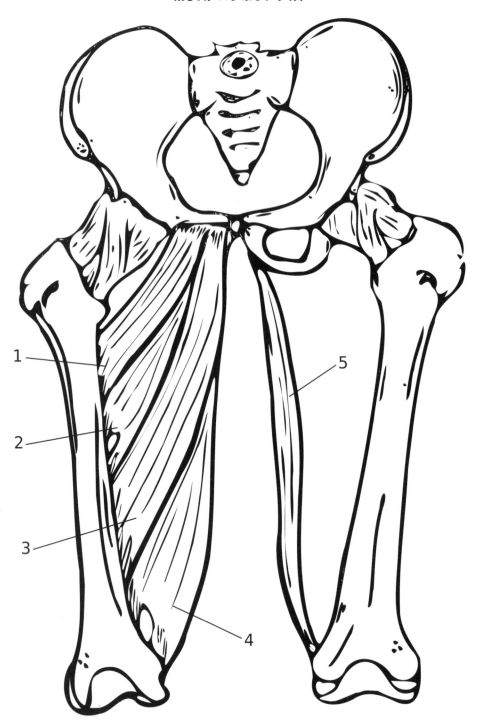

1. 恥骨肌（Pectineus）
2. 內收短肌（Adductor brevis）
3. 內收長肌（Adductor longus）
4. 內收大肌（Adductor magnus）
5. 股薄肌（Gracilis）

MUSCLES OF THE HIP

髖部的肌肉群

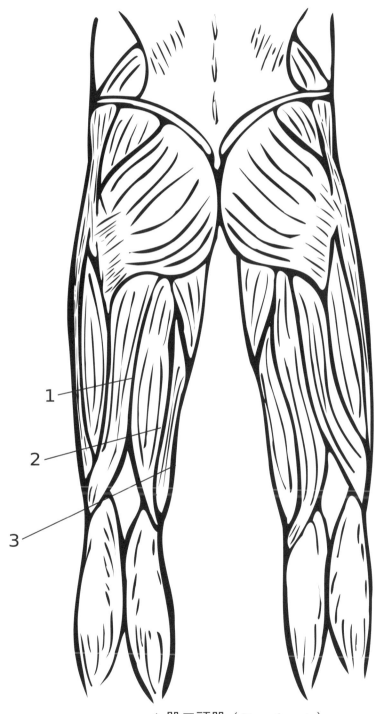

1. 股二頭肌（Biceps femoris）
2. 半腱肌（Semitendinosus）
3. 半膜肌（Semimembranosus）

骨盆底
Pelvic Floor

　　骨盆底是一席層疊的肌肉群，覆蓋骨盆的整個圓盆結構（也就是開口部位）。進行運動期間，這些肌肉便收縮並隨身體拉長，這樣才能發揮支撐骨盆器官和軀幹底部的作用。搭配動用腹肌時，這群肌肉的運用就能為瑜伽體位法及日常活動，創造出更強有力，也更平衡的基礎。

　　構成骨盆底的兩條肌肉是：肛提肌和尾骨肌。肛提肌可以區分為三段：恥骨直腸肌、恥骨尾骨肌、髂骨尾骨肌。就像任何肌肉，骨盆底肌肉群也可能過度活躍或者不活躍。

　　為了使骨盆底保持平衡，很重要的是必須有意識地察覺那群肌肉的狀態。這樣一來才能下達該如何放鬆或強化肌肉的決定。骨盆底保持平衡，就能為瑜伽體位法和運動帶來輕盈且輕鬆的支撐，從而得以發揮功能來促進身體保持更健康的狀態。學習相關肌肉群和結構來認識骨盆底。為各區域著色，並熟悉各個部位的名稱。

PELVIC FLOOR

骨盆底

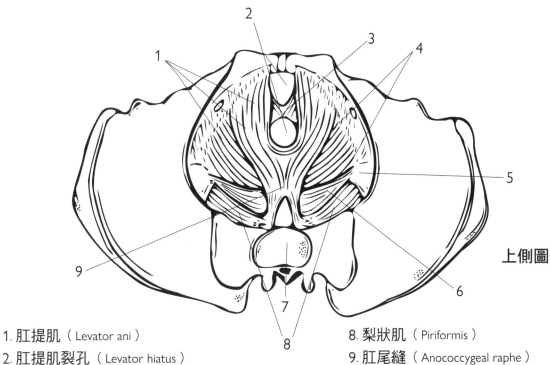

上側圖

1. 肛提肌（Levator ani）
2. 肛提肌裂孔（Levator hiatus）
3. 直腸前肌纖維（Prerectal fibers）
4. 肛提肌腱弓（Levator ani tendinous arch）
5. 坐骨棘（Ischial spine）
6. 尾骨肌（Coccygeus）
7. 骶骨（Sacrum）

8. 梨狀肌（Piriformis）
9. 肛尾縫（Anococcygeal raphe）
10. 恥骨聯合（Pubic symphysis）
11. 髖臼（Acetabulum）
12. 坐骨粗隆（Ischial tuberosity）
13. 尾椎骨（Coccyx）
14. 閉孔內肌（Obturator internus）

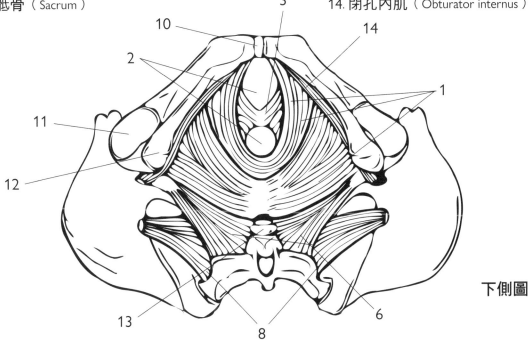

下側圖

髖外展和髖內收
Hip Abduction and Hip Adduction

　　髖外展肌能讓股骨向外移動（外展）並遠離身體中線，髖內收肌則讓股骨向內移動（內收）並接近身體中線。這兩群肌肉分別統稱為「髖外展肌群」和「髖內收肌群」。這些肌肉也在運動時協助穩固髖關節。移動雙腿時，外展肌群和內收肌群能穩固骨盆，協助做出比較有效率的運動。反之亦然：雙腿處於固定位置並移動骨盆時，外展肌群和內收肌群便穩固股骨，協助做出比較有效率的運動。

讓髖外展肌群動起來

　　若想感受髖外展肌群的收縮，首先進行山式並讓雙腳與髖部同寬。把右腳略微抬離地面，讓你的左腿來平衡全身。接著左膝微屈，使用髖部來向前彎曲。向前彎時，要記得讓脊椎處於正中位置，而且要確保彎曲動作出自髖部的深度屈曲，而非下背部的動作。接著，伸展髖部，讓身體直立恢復成山式，使用臀肌讓左腳的腳後跟向下緊壓地面並站立起來。右腳保持懸空不碰觸地面，反覆這個動作十次。拿一張椅子或扶著牆來平衡身體。換邊進行。

　　反覆進行這項運動後，你注意到什麼現象？你的髖部外側肌肉群是不是開始感到痠痛？若是沒有這種感覺，請嘗試拿一條束帶綁在膝蓋上方並繫緊，接著當你向前彎曲及挺身直立時，雙膝向外繃緊束帶。這項動作會讓髖部的外展肌群投入工作，並強化骨盆的穩定性。

讓髖內收肌群動起來

　　拿一塊瑜伽磚或一本厚書，再加上一把椅子。坐在椅子上，脊椎保持正中姿勢，坐骨靠近椅子前緣，雙腳平貼地面。把瑜伽磚／書擺在左右大腿之間的膝蓋附近。雙腿施力擠壓瑜伽磚／書，讓它保持定位。撐住一分鐘並放開。反覆這項動作三到五次。

　　你注意到什麼現象？你的大腿內側是不是開始感到痠痛、疲乏？

　　各位看得出來，若要讓髖外展肌群和髖內收肌群活動起來，不見得都必須進行大幅度的運動。這是由於肌肉在小幅度運動時也會投入工作。每天進行這項簡單的鍛鍊，可以穩固你的骨盆並紓解疼痛，還可以降低受傷的風險。骨盆強健了，平衡和活動性就可以提高。

HIP ABDUCTION AND
HIP ADDUCTION

髖外展和髖內收

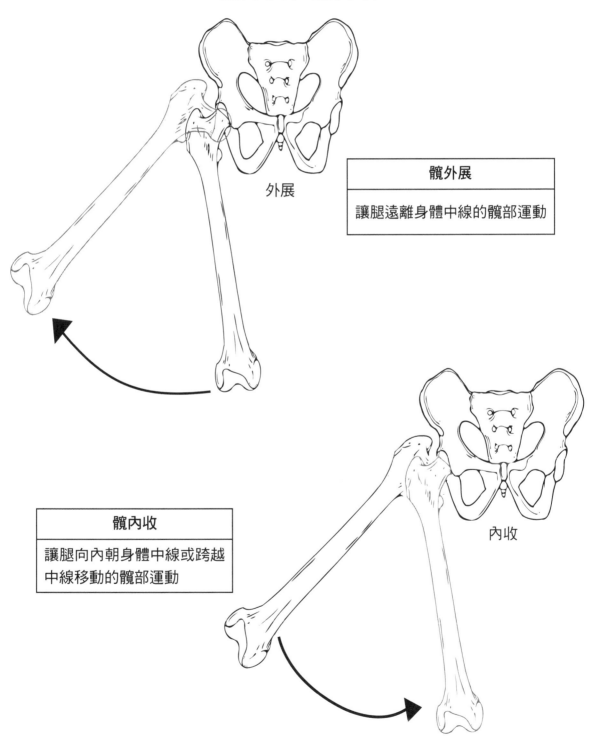

外展

髖外展
讓腿遠離身體中線的髖部運動

髖內收
讓腿向內朝身體中線或跨越中線移動的髖部運動

內收

髖外展肌群
Hip Abductors

　　髖外展肌是收縮時能把腿部帶開，使其遠離身體中線的一群肌肉。這群統稱為髖外展肌群的肌肉為：梨狀肌、孖下肌和孖上肌、闊筋膜張肌、縫匠肌、臀大肌（上束纖維）、臀中肌、臀小肌。髖外展肌群有可能由於久坐，以及讓雙腿處於外展位置的行為習慣，而變得過度緊繃。過度緊繃的肌肉會縮短，最後就會引起疼痛、虛弱以及肌肉活動力不足。

　　能讓雙腿向內朝身體中線或跨越中線（內收）的瑜伽體位法或運動，也能幫助讓外展肌群拉伸長度。倘若外展肌群變得活動力不足又虛弱，那麼練習需要表現外展動作的瑜伽體位法或運動，就能協助強化這些肌肉。外展肌群還能在進行單腿運動時，強化髖關節的穩定性，這些運動項目包括行走、跑步，以及需要單腿平衡的瑜伽體位法。認識引致髖外展的肌肉群，能協助心靈覺知髖部的肌肉群和運動。

HIP ABDUCTORS

髖外展肌群

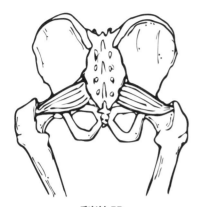

梨狀肌
（ Piriformis ）

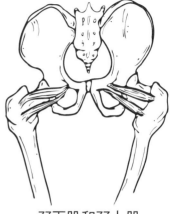

孖下肌和孖上肌
（ Inferior and superior gemellus ）

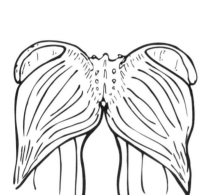

臀大肌
（ Gluteus maximus，上束纖維 ）

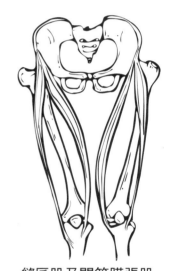

縫匠肌及闊筋膜張肌
（ Sartorius with tensor fasciae latae ）

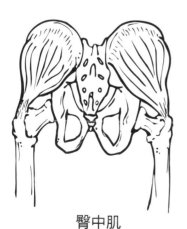

臀中肌
（ Gluteus medius ）

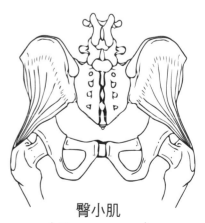

臀小肌
（ Gluteus minimus ）

髖內收肌群
Hip Adductors

　　髖內收肌群收縮時，能使腿部向內朝身體中線移動或跨越中線。促使髖部內收的肌肉為：內收長肌、股薄肌、恥骨肌、臀大肌（下束纖維）、內收短肌、內收大肌。當髖內收肌群過度緊繃，會引起膝、髖與鼠蹊部疼痛。當肌肉緊繃時就會縮短，並開始向肌肉／肌腱附著於骨頭的位置施以拉力。就髖內收肌群的情況，就是膝、髖和鼠蹊部位。

　　若肌肉過度緊繃時，可以緩和地練習髖外展的小幅度運動，來訓練內收肌群學習放鬆和拉長。重點是得尋找令人感覺舒服的長度，若出現疼痛就立刻停止運動。

　　倘若肌肉由於沒有活動而導致虛弱，骨盆就會變得很不穩固。從事必須做髖部內收動作的運動或瑜伽體位法，可以幫助強化這些肌肉。擁有強健及平衡的髖內收肌（和髖外展肌）群是很重要的，因為這些肌肉能在走路和跑步時幫忙穩固髖部。

HIP ADDUCTORS

髖內收肌群

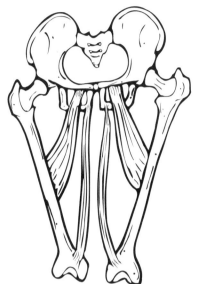

內收長肌與股薄肌
（ Adductor longus with gracilis ）

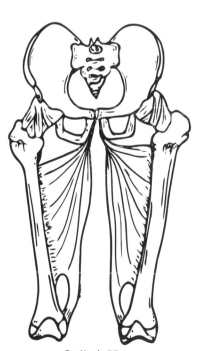

恥骨肌
（ Pectineus ）

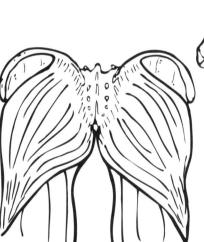

臀大肌
（ Gluteus maximus，下束纖維 ）

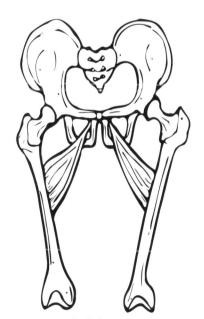

內收短肌
（ Adductor brevis ）

內收大肌
（ Adductor magnus ）

髖屈曲和髖伸展
Hip Flexion and Hip Extension

負責髖屈曲和髖伸展的肌肉，也稱為「髖屈肌群」和「髖伸肌群」。這些肌群的收縮和放鬆，會讓腿部在空間裡向前（髖屈曲）或向後（髖伸展）移動。髖屈曲和髖伸展都是常見的腿部運動，當我們走路、跑步、坐著或站立時，都會進行這些動作。這些肌肉也在運動時收縮和拉長來穩固骨盆。練習髖屈曲或髖伸展時，穩固骨盆就能協助肌肉運作得更有效率。由於最常見的屈曲和伸展運動，就是坐下和起立動作，學習如何在髖部安全、有效地屈曲與伸展，就相當重要了。

讓髖伸肌群動起來

坐在椅子上，脊椎保持正中，坐骨靠近椅子前緣，雙腳與髖部同寬。膝部和腳踝對正，雙腳均勻向下緊壓地面。這時，你的髖部就是處於屈曲姿勢。

在起立之前，先以雙腿外推，有意識地讓你的髖外展肌群動起來（這項運動很輕巧）。身體前傾但不彎曲脊椎，準備站立起來。把你的重量置放在腳後跟，在椅子上方懸空一、兩秒。把重量下壓，讓腳後跟承接，接著伸展髖部直到你起立為止；起身恢復山式立姿時，臀肌須略微施力推擠。

你注意到什麼現象？當你有意識地把重量置於腳後跟並起身站立時，你有什麼感覺？你是否讓脊椎保持正中，或者你的下背是否彎曲？你是否感覺臀肌參與動作？

讓髖屈肌群動起來

把椅子擺在你後面，採山式站姿，雙腳與髖部同寬，並讓椅子碰觸你的膝窩或小腿肚。不要彎曲脊椎，慢慢向後屈曲你的髖部。膝部保持與腳踝對正，當你屈曲髖部來降低骨盆並在椅子上坐下時，雙腿也向外推，好讓外展肌群投入工作。把動作放慢。

你注意到什麼現象？當你屈曲髖部坐下，雙腿向外參與動作時，你是不是也感覺骨盆變得更加穩固？

練習在椅子坐下和起立十次．每天練習這個動作，能增加你意識自己如何坐下、起立，最後就能以比較優異的姿勢及行為，來取代較差勁的作法。

HIP FLEXION AND HIP EXTENSION

髖屈曲和髖伸展

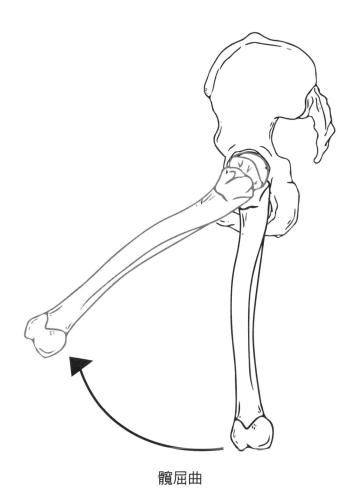

髖屈曲
讓腿在空間裡向前移動的運動

髖屈曲

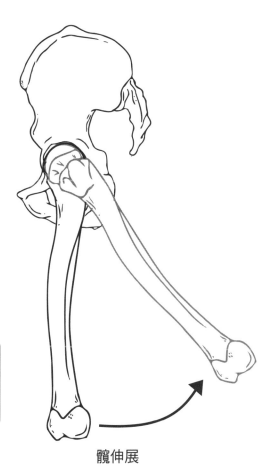

髖伸展
讓腿在空間裡向後移動的運動

髖伸展

髖屈肌群
Hip Flexors

　　髖屈肌是收縮時能使腿部在空間裡向前移動的一群肌肉。能使髖部屈曲的肌肉為：髂腰肌、內收短肌、股直肌、縫匠肌、闊筋膜張肌、恥骨肌、內收長肌、股薄肌。髖屈肌群緊繃是很常見的問題，因為髖屈曲肌群在久坐期間都保持收縮。髖屈肌緊繃現象也可能代表髖屈肌群很虛弱。當屈肌群緊繃又虛弱，就會打破髖部的平衡，導致其他較小的次級肌肉群，承擔起較大主要肌肉群的角色。疼痛就這樣發生了。

　　好比髂腰肌（由腰肌、腰小肌及髂骨肌構成的肌肉）這條讓髖部屈曲的大型肌肉就是一例。倘若髂腰肌變得虛弱，股直肌（主要負責讓膝屈曲，其次讓髖部屈曲的肌肉）就必須承擔起超過其設計功能的負荷。這就是為什麼有時候我們會感到膝上部附近虛弱且緊繃的髖屈肌疼痛。

　　能使腿部做出伸展動作的瑜伽體位法或運動，可以讓髖屈肌群拉長。一旦髖屈肌群延伸拉長後，練習需要做出髖屈曲動作的瑜伽體位法或運動，就可以讓剛延伸拉長的肌肉增強力量。這能幫助平衡髖屈肌群的使用，並減輕誤用肌群而對身體造成的壓力。

　　認識哪些肌肉做出髖屈曲運動，能幫助你增加對體內這種肌肉群的身心知覺。現在開始為肌肉群著色，同時想像它們如何在你的體內運作。

HIP FLEXORS

髖屈肌群

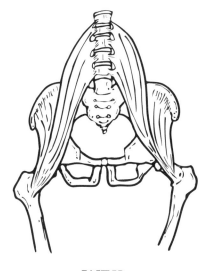

髂腰肌
（ Iliopsoas ）

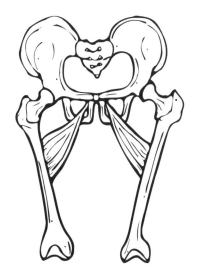

內收短肌
（ Adductor brevis ）

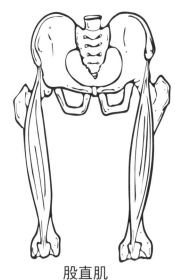

股直肌
（ Rectus femoris ）

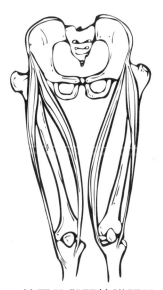

縫匠肌與闊筋膜張肌
（ Sartorius with tensor fasciae latae ）

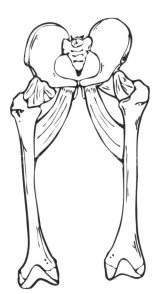

恥骨肌
（ Pectineus ）

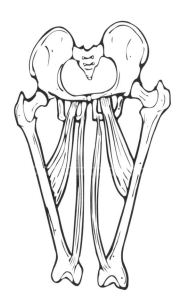

內收長肌與股薄肌
（ Adductor longus with gracilis ）

髖伸肌群
Hip Extensors

　　髖伸肌是收縮時能使腿部在空間裡向後伸展的一群肌肉。倘若這群肌肉過度緊繃，它們屈曲髖部的能力就會受限。由於肌肉過度緊繃就會縮短，若學員的髖伸肌群緊繃，或許就沒辦法做出必須深度屈曲髖部的體位法，也就是嬰兒式和向前彎折等。若是髖屈肌群無法收縮，可能讓髖屈肌群變得虛弱，而髖部肌肉群也就因此失去平衡。

　　若想把縮短的髖伸肌群拉長，練習能夠讓雙腿略微屈曲（屈曲深度隨時間增加）的瑜伽體位法和運動，就能協助肌肉拉長並恢復為靜止長度。反過來講，倘若髖伸肌群由於欠缺活動而變得虛弱，就可能無法執行需要伸展的瑜伽體位法或運動。倘若身體久坐不動，身體的重量就可能壓在這些肌肉上，也會讓它們變得虛弱並感到疼痛。

　　若想強化髖伸肌群，可以練習從椅子靜坐起身。先採坐姿，雙腳與髖部同寬，體重擺在你的腳後跟上。重量由髖部來承擔，並把自己撐起離開椅面。把大腿略向外撐（這能穩固髖部），讓你的外展肌群投入工作。然後從站立姿勢，把體重置於腳後跟，並開始將髖部向後朝椅子移動並在髖部彎折。讓小腿保持固定，膝部與腳踝正中對齊。把雙腿向外撐，讓外展肌群投入工作並穩固骨盆。

HIP EXTENSORS

髖伸肌群

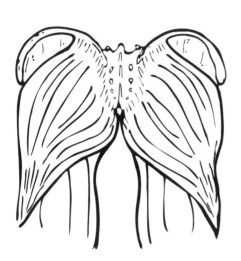

臀大肌
（Gluteus maximus）

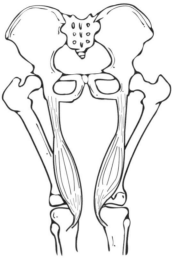

半膜肌
（Semimembranosus）

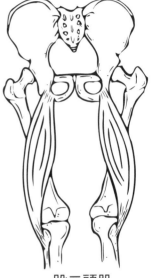

股二頭肌
（Biceps femoris）

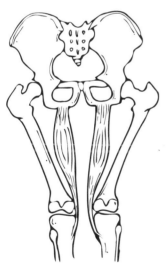

半腱肌
（Semitendinosus）

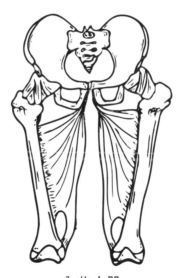

內收大肌
（Adductor magnus）

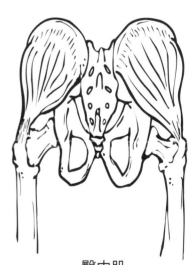

臀中肌
（Gluteus medius）

髖外旋和髖內旋
External and Internal Hip Rotation

　　當髖部肌群收縮、放鬆，股骨便旋轉遠離身體中線（外旋），或朝中線旋轉（內旋），這種動作稱為髖外旋和髖內旋。這些肌肉也協助穩固並支撐骨盆。進行這些運動時，骨盆須保持穩定，這樣才能區隔出從事運動的肌肉群。這些肌群也稱為「髖內旋肌群」和「髖外旋肌群」。

讓髖外旋肌群動起來

　　首先坐在椅子上，脊椎保持正中，坐骨靠近椅子前緣，雙腳與髖部同寬。右腿向外伸直。從你的髖關節開始運動，向外旋轉股骨，讓腳趾向外指朝右方。保持這個姿勢30秒。

　　你注意到什麼現象？你的髖部肌群是不是很快就疲累了？它們會不會痙攣，是不是感覺虛弱？

讓髖內旋肌群動起來

　　首先採相同坐姿，右腿向外伸直，從你的髖關節開始運動，向內朝身體中線旋轉股骨，讓腳趾朝左方。保持這個姿勢30秒。

　　你注意到什麼現象？感覺起來內旋是不是比外旋輕鬆？你的肌肉是不是感覺虛弱？會不會痙攣？

　　反覆這兩項運動三到五次，接著換腿進行。每天練習這些運動，可以強化髖關節並增加骨盆的穩定性。

　　注意：為了使髖部旋轉肌完全活動起來，也避免由於不平衡的運動所產生的力矩而受傷，重點是必須讓運動發自髖關節，從腿向下到腳依序旋轉，千萬不可讓運動發自腳踝，並從腿向上到髖部依序旋轉。

EXTERNAL AND INTERNAL HIP ROTATION

髖外旋和髖內旋

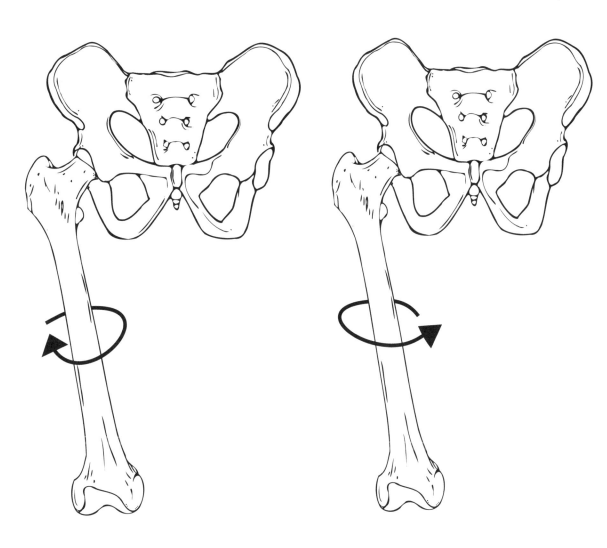

外旋
腿部向外旋轉，遠離身體中線

內旋
腿部朝身體中線旋轉

髖外旋肌群

Hip External Rotators

髖外旋肌是位於髖部外側的一群肌肉（也稱為「外側旋轉肌群」）。這些肌肉收縮時會旋轉大腿使其向外遠離中線。構成髖外旋肌群的肌肉為：梨狀肌、閉孔外肌和閉孔內肌、臀大肌（下束纖維）、孖上肌和孖下肌、股方肌。這些肌肉的尺寸都很小，在骨盆深處跨越髖關節。

當這些肌肉活動過度時，有可能因為長期收縮而變得短小，導致外髖部疼痛。能夠帶動腿內旋的瑜伽體位法或運動，可以讓這些肌肉拉伸，使它們恢復靜止長度。倘若這些肌肉變得過度不活動，它們可能變得虛弱，導致骨盆失去平衡，接著引發疼痛並提高受傷的風險。必須進行外旋動作的瑜伽體位法或運動，可以強化這些肌肉，讓髖部得到肌力支撐並恢復平衡。

認識這些肌群能幫助你提高對髖部這些肌肉的覺知。各位為這些肌肉著色時，也請把它們協同表現的功能記在心中，這樣才會根植在你的記憶裡。

HIP EXTERNAL ROTATORS

髖外旋肌群

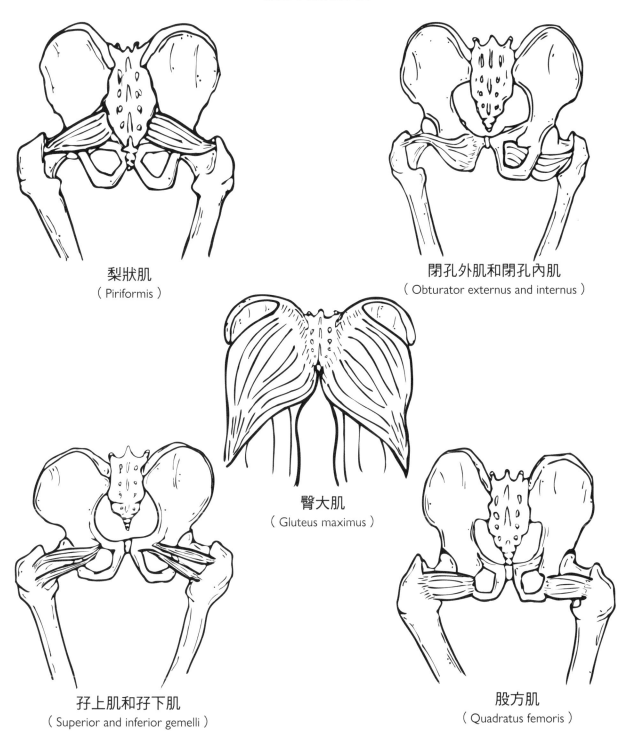

梨狀肌
（Piriformis）

閉孔外肌和閉孔內肌
（Obturator externus and internus）

臀大肌
（Gluteus maximus）

孖上肌和孖下肌
（Superior and inferior gemelli）

股方肌
（Quadratus femoris）

髖內旋肌群
Hip Internal Rotators

　　髖內旋是一群位於髖部的肌肉收縮所引發的運動，這群肌肉統稱為髖內旋肌群（也就是促成內旋的肌肉群）。這些肌肉收縮時，大腿便向內朝身體中線旋轉。引致這項運動的肌肉為：臀中肌、內收長肌、臀小肌、內收短肌、闊筋膜張肌。

　　倘若這些肌肉過度活動，它們可能因為持續收縮而變短，引起髖部疼痛和失去平衡。為了拉長這些肌肉，練習需要大腿外旋的體位法或運動，就可能開始讓內旋肌群拉伸長度。倘若這些肌肉變得活動力不足、虛弱，對骨盆的支撐作用就會失去平衡，還可能引起疼痛或增加受傷的風險。練習需要表現內旋的瑜伽體位法或運動，可以強化這些肌肉，恢復對骨盆部位的平衡與支撐。

　　認識內旋可以增加你對各個體位法內旋作用的覺知。有了覺知，身心就能協力發現失衡之處，並找出讓身體恢復均衡的方法。

HIP INTERNAL ROTATORS

髖內旋肌群

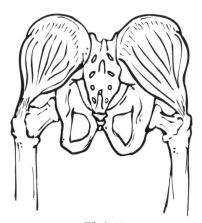

臀中肌
（ Gluteus medius ）

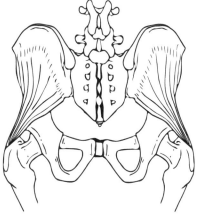

臀小肌
（ Gluteus minimus ）

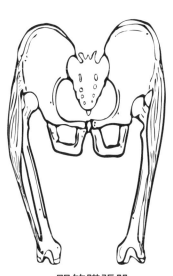

內收長肌
（ Adductor longus ）

內收短肌
（ Adductor brevis ）

闊筋膜張肌
（ Tensor fasciae latae ）

內收短肌
Adductor Brevis

內收短肌起於骨盆的恥骨下支，止於股骨粗線的中央三分之一處。內收短肌位於深面，上方是大腿內側的恥骨肌和內收長肌。內收短肌屬於髖內收肌群，而且是五條髖內收肌中最小且最短的一條。

這條肌肉的主要功能是讓腿部朝中線移動。倘若大腿內側的肌肉群繃得很緊，那麼能使腿部做出外展動作的瑜伽體位法，可以幫助拉伸內收肌群的長度。倘若內收肌群變得虛弱，骨盆就會喪失穩定性，可能在運動時影響了骨盆的平衡。

練習能使腿部朝身體中線移動的瑜伽體位法，就能強化內收肌群（包括內收短肌）的力量。

ADDUCTOR BREVIS

內收短肌

作用：髖關節的內收和屈曲（70+度）、
伸展（80+度屈曲）、穩固骨盆、內旋。

起端：恥骨下支

止端：股骨粗線中央三分之一處

作用肌：
內收：內收大肌（adductor magnus）、
　　　內收長肌（adductor longus）
屈曲：髂腰肌（iliopsoas）、
　　　恥骨肌（pectineus）、
　　　闊筋膜張肌（tensor fasciae latae）

拮抗肌：
內收：臀大肌（gluteus maximus）、
　　　臀中肌（gluteus medius）、
　　　臀小肌（gluteus minimus）
內旋：閉孔內肌（obturator internus）、
　　　閉孔外肌（obturator externus）、
　　　孖上肌（gemellus superior）、
　　　孖下肌（gemellus inferior）、
　　　股方肌（quadratus femoris）

體位法：
收縮：手倒立式、船式、支
　　　撐頭倒立式、牛面式
拉長：女神式、雙角式、坐
　　　角式

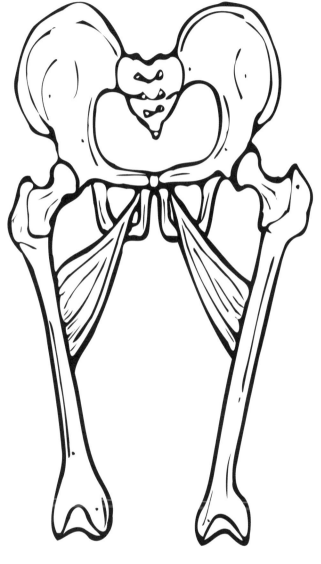

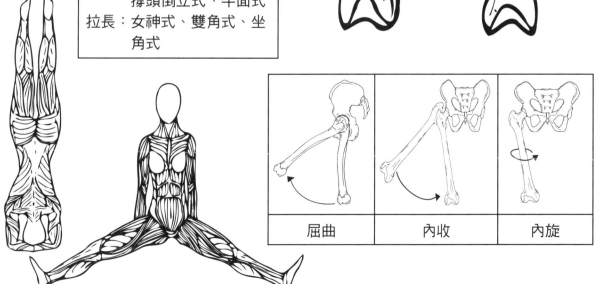

| 屈曲 | 內收 | 內旋 |

內收長肌
Adductor Longus

　　內收長肌是髖內收肌群的一部分。這條肌肉起於恥骨的前上表面,向下延伸並止於股骨粗線的下三分之二處。內收長肌的肌纖維收縮時,股骨會內收、內旋,並在髖關節處屈曲。當內收長肌變得緊繃、虛弱時,它使雙腿向內朝中線移動的能力也會跟著減弱,而且練習逆向體位法時的平衡能力也可能受到影響。

　　練習可以讓股骨在髖關節處外展、外旋且伸展的瑜伽體位法或運動,就能開始延伸拉長內收長肌。若想強化這些肌肉,練習需要表現內收、屈曲或內旋動作的瑜伽體位法或運動,就能為大腿內側肌群增強力量。蝗蟲式和頭倒立式就是需要大腿內收的兩種體位法,而且能為內收長肌增強力量。

ADDUCTOR LONGUS

內收長肌

作用：讓大腿在髖部內收、內旋及屈曲	
起端：恥骨的前上表面	
止端：股骨粗線的下三分之二處	

作用肌：
內收：內收大肌（adductor magnus）、
　　　內收短肌（adductor brevis）
內旋：闊筋膜張肌（tensor fasciae latae）、
　　　臀小肌（gluteus minimus）、
　　　臀中肌（gluteus medius）
屈曲：髂腰肌（iliopsoas）

拮抗肌：
內收：臀大肌（gluteus maximus）、
　　　臀中肌（gluteus medius）、
　　　臀小肌（gluteus minimus）、
　　　內收大肌（adductor magnus）
內旋：閉孔內肌（obturator internus）、
　　　閉孔外肌（obturator externus）、
　　　孖上肌（gemellus superior）、
　　　孖下肌（gemellus inferior）、
　　　股方肌（quadratus femoris）
屈曲：臀大肌（gluteus maximus）、
　　　半腱肌（semitendinosus）、
　　　半膜肌（semimembranosus）、
　　　股二頭肌長頭（biceps femoris long head）、
　　　內收大肌（adductor magnus）

體位法：
收縮：杖式、船式、手倒
　　　立式、頭倒立式
拉長：雙角式

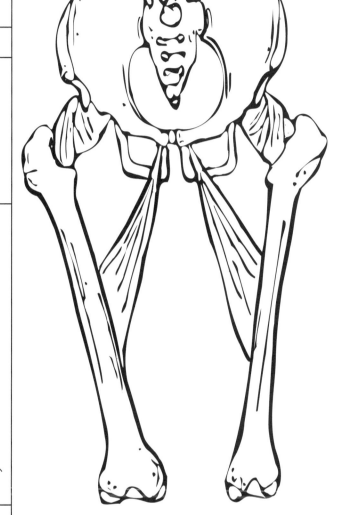

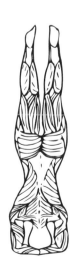

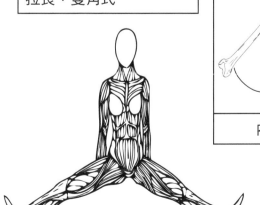

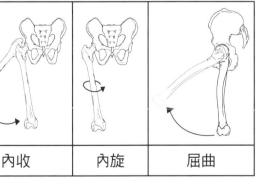

內收	內旋	屈曲

內收大肌

Adductor Magnus

內收大肌的名字得自它的尺寸：它起於骨盆的恥骨，沿著大腿內側向下延展，而止端則附著於股骨粗線縱長各處。內收大肌是一條強健有力的大腿內收肌，也是內收肌群裡最大的肌肉。這條肌肉相當特別，它的肌纖維角度在這群肌肉當中獨樹一幟。內收大肌上面部位的水平纖維收縮時能輔助髖部屈曲，而垂直纖維則可輔助髖部伸展。

當大腿內側肌群緊繃時，練習需要外展、屈曲和伸展動作的瑜伽體位法，便能協助放鬆並拉長這整條肌肉。

ADDUCTOR MAGNUS

內收大肌

作用：在髖部使腿內收、在髖部使腿伸展、略微屈曲骨盆、穩固骨盆	

起端：恥骨下支、坐骨支、坐骨粗隆

止端：粗線內側唇、股骨的內收肌結節

作用肌：
內收：內收短肌（adductor brevis）、
　　　內收長肌（adductor longus）
伸展：臀大肌（gluteus maximus）、
　　　半腱肌（semitendinosus）、
　　　半膜肌（semimembranosus）、
　　　股二頭肌（biceps femoris long head，
　　　長頭）
屈曲：髂腰肌（iliopsoas）

拮抗肌：
內收：臀大肌（gluteus maximus）、
　　　臀中肌（gluteus medius）、
　　　臀小肌（gluteus minimus）
伸展：腰大肌（psoas major）、
　　　髂肌（iliacus）

體位法：
收縮：杖式、手倒立式、牛面式、船式
拉長：仰臥束角式、坐角式

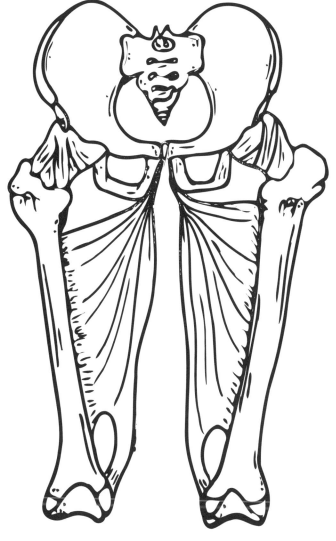

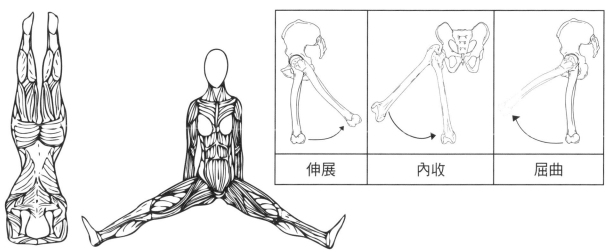

伸展	內收	屈曲

股二頭肌
Biceps Femoris

　　股二頭肌是構成膕繩肌群（股後肌群）的三條肌肉之一。這是一條多頭型肌肉，位於大腿後側。股二頭肌由一條短頭和一條長頭共組而成。短頭深置於長頭底下，起於股骨粗線外側唇。長頭起於坐骨的坐骨粗隆後側。長頭和短頭都順沿股骨全長向下延伸，兩頭會合形成肌腱，並止於腓骨小頭。

　　由於股二頭肌有兩個起端，收縮時能幫助屈曲膝關節，也輔助在髖關節處伸展腿部。股二頭肌緊繃的話，會限制髖關節伸展膝關節及屈曲髖關節的能力。當這條肌肉變得過緊又太短，還有嘗試把它拉長時，它就會對附著位置施加拉力，在膝部後側或坐骨粗隆附近產生一種拉扯的感受。這種疼痛顯示肌肉正在對肌腱（骨頭附著位置）施加拉力，卻沒有拉長肌腹（肌肉的中間部分）。這有可能對肌肉造成傷害，並導致肌腱從骨頭撕裂脫離。

　　若想將緊繃的股二頭肌拉伸長度，很重要的是，首先從能緩和地讓膝部伸展或者讓髖部屈曲的瑜伽體位法或運動入手，必須從中間段落（大腿內側後方）來拉長肌肉，而不是在附著位置產生一種拉扯感受。一旦緊繃的肌肉拉長了，或者完成一套瑜伽序列的一個部分，就可以強化肌肉來對膝部和髖部提供更多支撐。此外，可以練習讓膝部屈曲以及讓髖部伸展的瑜伽體位法或運動，來強化股二頭肌的力量。

BICEPS FEMORIS

股二頭肌

作用：膝關節屈曲，在髖部做腿部伸展。膝部屈曲時稍微內旋。

起端：坐骨粗隆後側表面（長頭）；股骨中央三分之一處的粗線外側唇（短頭）。

止端：腓骨小頭

作用肌：
屈曲：半腱肌（semitendinosus）、
　　　半膜肌（semimembranosus）
髖伸展：臀大肌（gluteus maximus）、
　　　　半腱肌（semitendinosus）、
　　　　半膜肌（semimembranosus）、
　　　　內收大肌（adductor magnus）

拮抗肌：
屈曲：股外側肌（vastus lateralis）、
　　　股內側肌（vastus medalis）、
　　　股中間肌（vastus intermedius）、
　　　股直肌（rectus femoris）
髖伸展：髂腰肌（iliopsoas）

體位法：
收縮：椅式
拉長：猴式

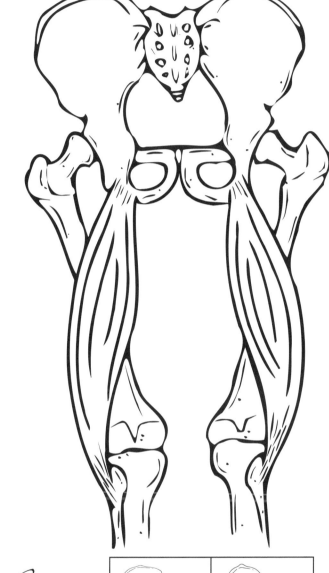

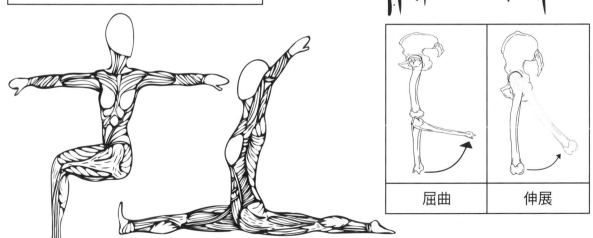

| 屈曲 | 伸展 |

臀大肌
Gluteus Maximus

臀大肌是「臀部肌群」（包含臀中肌和臀小肌）當中最大的一條，也是髖伸展的主要肌肉。臀大肌起於骶骨、腰筋膜和薦椎結節韌帶一線，位於臀中肌和臀小肌的淺面。由於肌纖維的角度，臀大肌有兩個止端位置，而且可以區分為兩個段落：上束纖維和下束纖維。上束纖維協助腿部的外展，而下束纖維則協助腿部的內收。當臀大肌上束和下束纖維結合共同運作，可使腿部在髖關節處伸展、外旋。

臀大肌號稱人體最強大的肌肉之一，當身體直立時，它在穩固髖關節上扮演要角。倘若臀大肌變得過於緊繃，髖關節的屈曲就可能受到侷限。倘若臀大肌變得過於虛弱，就可能導致髖部在運動或站立時無法保持穩固。由於身體直立時，上半身的體重多半由髖部承擔，髖部不穩就可能導致不適，也增加了受傷的風險。

若想強化臀大肌，練習讓腿部做出伸展、外展和內收動作的瑜伽體位法或運動，都能夠為臀大肌和髖部增強力量並提高穩定性。從椅式坐姿起身站立，全程把體重擺在腳後跟，且髖部後推屈曲，也是強化臀大肌的好方法。

GLUTEUS MAXIMUS

臀大肌

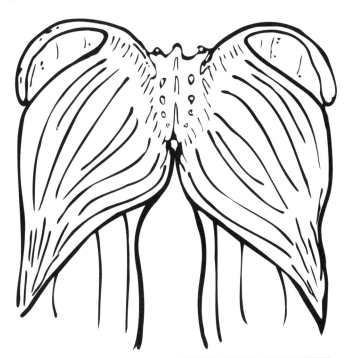

作用：
上束纖維：外展
下束纖維：內收
肌肉：使腿部在髖關節處伸展、外旋

起端：骶骨、髂骨、胸腰筋膜、薦椎結節韌帶

止端：
上束纖維：髂脛束
下束纖維：臀肌粗隆

作用肌：
伸展：半腱肌（semitendinosus）、
　　　半膜肌（semimembranosus）、
　　　股二頭肌（biceps femoris，長頭）、
　　　內收大肌（adductor magnus）
外展：臀中肌（gluteus medius）、
　　　臀小肌（gluteus minimus）
外旋：閉孔內肌（obturator internus）、
　　　閉孔外肌（obturator externus）、
　　　孖下肌（gemellus inferior）、
　　　股方肌（quadratus femoris）

拮抗肌：
伸展：髂腰肌（iliopsoas）
外展：內收長肌（adductor longus）、
　　　內收短肌（adductor brevis）、
　　　內收大肌（adductor magnus）
外旋：闊筋膜張肌（tensor fasciae latae）、
　　　臀小肌（gluteus minimus）、
　　　臀中肌（gluteus medius）

體位法：
收縮：蝗蟲式、駱駝式、上弓式
拉長：單腿鴿王式（前腿）

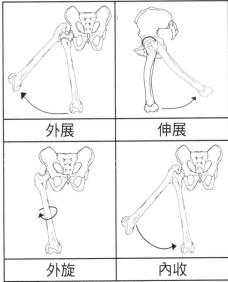

外展	伸展
外旋	內收

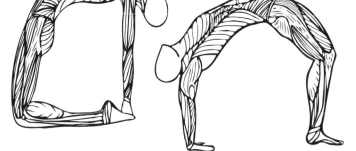

臀中肌
Gluteus Medius

臀中肌位於髖骨後側,見於臀大肌深面與臀小肌淺面。這條肌肉的起端附著於髖骨上後部位,接著向下延伸跨越髖關節的後側,止端肌腱則附著於股骨大轉子。臀中肌是臀部肌群的一部分,它與臀大肌、臀小肌協同讓腿部在髖關節處外展和伸展。

基於肌纖維角度因素,臀中肌可以區分為兩個部分:前部和後部。前部纖維的延伸角度讓它在收縮時引致屈曲和內旋動作。後部纖維的角度則讓它在收縮時引致伸展和外旋動作。臀中肌還能在行走、跑步或站立時,發揮穩固骨盆的作用。練習樹式或半月式,並以單腿站立時,臀中肌就會啟動運作並為髖部保持平衡。

久坐會讓臀中肌過於緊繃,變得虛弱。當肌肉變得過緊又虛弱時,它們的表現效能就會減弱,肌肉也會開始拉扯附著位置。當緊繃的肌肉長時間拉扯骨頭,就可能導致骨骼框架失去平衡。當臀中肌緊繃,就沒辦法穩固骨盆、有效地讓腿部外展,還可能會拉扯骨盆背側。從事行走或跑步等承重鍛鍊時,這種失衡狀況就有可能引起下背疼痛,或者向下蔓延到腿部引發疼痛。

由於臀中肌執行好幾種運動,為了讓緊繃的肌肉拉長,很重要的是編排出包含多種髖部和腿部運動的瑜伽動作序列。這種運動多樣性,能給予臀中肌充分廣泛的活動來拉伸長度,最後還能強化力量。另一點也很重要,那就是嘗試拉長、強化臀中肌時,還得對它產生覺知。由於臀中肌有可能拉扯附著位置,一定要確保做運動時不會讓臀中肌進一步拉扯那些附著位置。出現這種情況時,你就會感覺臀部區域出現疼痛的拉扯感受。運動時,尋找一個會對肌肉中段進行伸張的角度。你愈專注那個部位,對臀中肌的身心連結就變得愈強。

GLUTEUS MEDIUS

臀中肌

作用：
整條肌肉：穩固髖骨、外展
後部：腿部在髖部的外旋和伸展
前部：屈曲、內旋

起端：髂骨

止端：股骨大轉子

作用肌：
外展：臀大肌（gluteus maximus）、
　　　臀小肌（gluteus minimus）
內旋：闊筋膜張肌（tensor fasciae latae）、
　　　臀小肌（gluteus minimus）
外旋：閉孔內肌（obturator internus）、
　　　閉孔外肌（obturator externus）、
　　　孖上肌（gemellus superior）、
　　　孖下肌（gemellus inferior）、
　　　股方肌（quadratus femoris）

拮抗肌：
外展：內收長肌（adductor longus）、
　　　內收短肌（adductor brevis）、
　　　內收大肌（adductor magnus）
內旋：閉孔內肌（obturator internus）、
　　　閉孔外肌（obturator externus）、
　　　孖上肌（gemellus superior）、
　　　孖下肌（gemellus inferior）、
　　　股方肌（quadratus femoris）
外旋：闊筋膜張肌（tensor fasciae latae）、
　　　臀小肌（gluteus minimus）、
　　　臀中肌（gluteus medius）

體位法：
收縮：蝗蟲式、半眼鏡蛇式
拉長：牛面式

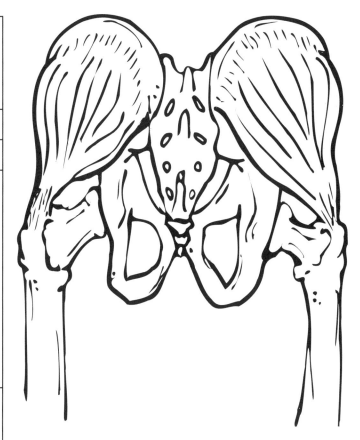

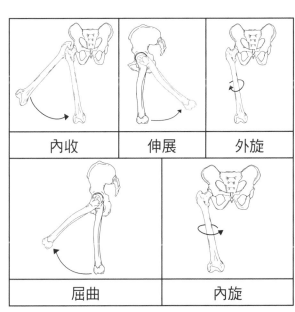

內收	伸展	外旋

屈曲	內旋

臀小肌
Gluteus Minimus

　　臀小肌是臀部肌群中最小的一條，位於臀中肌和臀大肌的深面。它和其他臀部肌肉共同運作，促成髖伸展並發揮穩定髖部的功能。

　　臀小肌起於髂骨後側，順沿而下並跨越髖關節，止端附著於股骨外側的大轉子。臀小肌可以區分為兩個部分：後部和前部。後部收縮可促使股骨在髖關節處伸展並外旋，前部收縮時則能促使股骨在髖關節處內旋並屈曲。

GLUTEUS MINIMUS

臀小肌

作用：
整條肌肉：外展、穩固骨盆
前部：屈曲和內旋
後部：伸展和外旋

起端：髂骨

止端：股骨大轉子

作用肌：
外展：臀大肌（gluteus maximus）、
　　　臀小肌（gluteus minimus）
內旋：闊筋膜張肌（tensor fasciae latae）

拮抗肌：
外展：內收長肌（adductor longus）、
　　　內收短肌（adductor brevis）、
　　　內收大肌（adductor magnus）
內旋：閉孔內肌（obturator internus）、
　　　閉孔外肌（obturator externus）、
　　　孖上肌（gemellus superior）、
　　　孖下肌（gemellus inferior）、
　　　股方肌（quadratus femoris）

體位法：
收縮：坐角式、女神式
拉長：牛面式

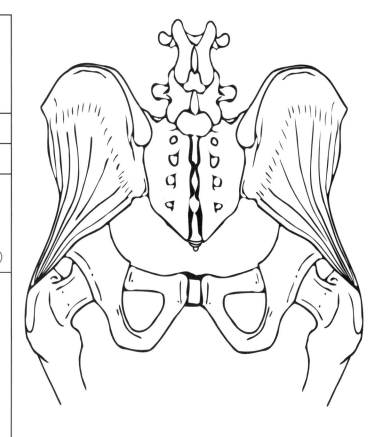

外展	屈曲	內旋
外旋	伸展	

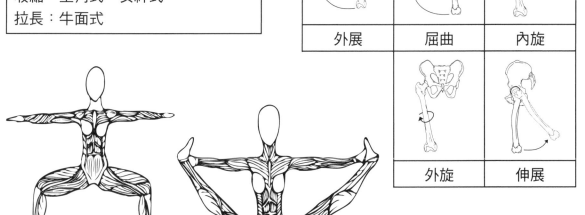

股薄肌

Gracilis

　　股薄肌位於大腿的內側，是大腿內間隔的最淺層肌肉。它起於恥骨下支，沿著大腿內側向下延伸並跨越膝關節。股薄肌的止端肌腱，與縫匠肌和半腱肌的肌腱會合，接著附著止於脛骨粗隆內側。股薄肌負責協助髖關節進行髖內收和髖屈曲，也協助膝關節進行膝屈曲和膝內旋。

　　若要拉長緊繃的股薄肌，可以練習包含髖關節外展和伸展或膝關節伸展動作的瑜伽體位法或運動。

GRACILIS

股薄肌

作用：在髖部內旋腿部、在髖部內收腿部	
起端：恥骨下支	
止端：脛骨幹內側表面	
作用肌： 髂腰肌（iliopsoas）、 恥骨肌（pectineus）、 縫匠肌（sartorius）、 闊筋膜張肌（tensor fasciae latae）、 內收短肌（adductor brevis）	
拮抗肌： 內收大肌（adductor magnus）、 臀大肌（gluteus maximus）	
體位法： 收縮：手倒立式、鷹式、下犬式 拉長：雙角式	

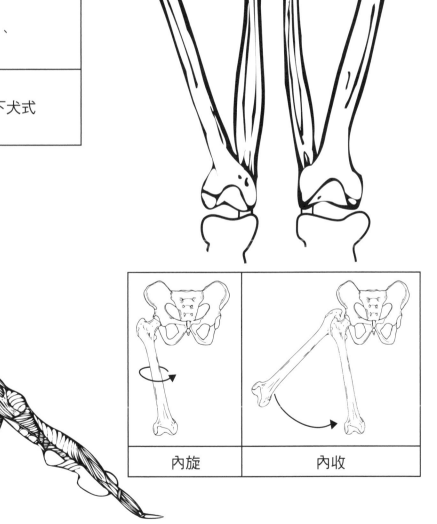

內旋	內收

孖肌
Gemelli

　　孖肌由兩條肌肉組成：孖下肌和孖上肌。這兩條纖小的肌肉起於坐骨棘，那是位於坐骨粗隆後上部的骨突。它們向外側伸展跨越後髖關節，並與閉孔內肌的肌腱會合，接著附著止於大轉子的內側表面。這兩條肌肉同時隸屬於負責外旋股骨的六條深層肌肉的一部分。由於這兩條肌肉位於深面，而且很接近髖關節，也具有穩固髖關節的功用。

　　久坐或大腿持續外旋的姿勢行為，都會讓這兩條肌肉變得虛弱、緊繃。這種緊繃現象表現為後髖關節的疼痛感受。若想拉長孖肌，練習需內旋大腿的瑜伽體位法或運動，就能延伸拉長孖肌。若想強化孖肌，練習需外旋腿部的瑜伽體位法或運動，就能強化這些外旋肌的力量。

GEMELLI

孖肌

作用：髖關節的外旋、內收和伸展。屈曲的大腿的外展動作，穩固髖關節。

起端：坐骨棘（孖上肌）；坐骨粗隆（孖下肌）。

止端：閉孔內肌肌腱（股骨大轉子的內側表面）

作用肌：外旋：梨狀肌（piriformis）、閉孔內肌（obturator internus）、閉孔外肌（obturator externus）、股方肌（quadratus femoris）

拮抗肌：
外旋：
孖上肌（gemellus superior）：
　　臀中肌（gluteus medius）、
　　臀小肌（gluteus minimus）、
　　髂脛束（Iliotibial band）
孖下肌（gemellus inferior）：
　　闊筋膜張肌（tensor fasciae latae）

體位法：
收縮：三角式、束角式（蝴蝶式）、
　　　蓮花式
拉長：站立前屈式、杖式

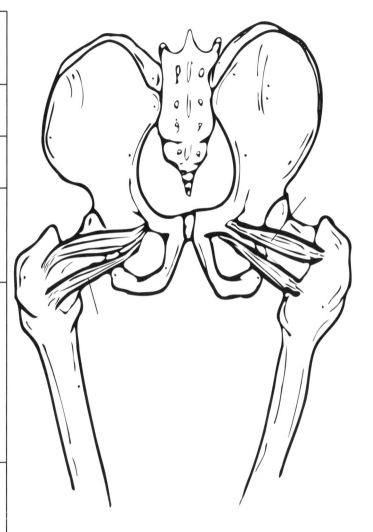

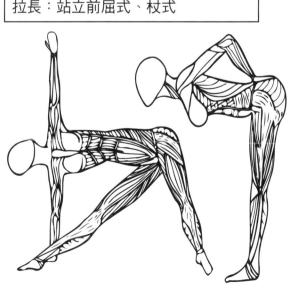

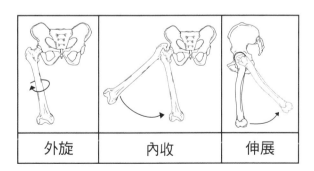

外旋	內收	伸展

髂腰肌

Iliopsoas

　　髂腰肌由三條肌肉組成：髂骨肌、腰大肌、腰小肌。這三條肌肉具有共同的止端，都附著於髂骨肌和腰大肌之間的位置，共組一個肌群。腰大肌起於腰椎，附著於T12–L5脊椎骨橫突。腰小肌起於T12–L1脊椎骨的外側表面。髂骨肌起於骨盆內側唇附近的髂窩。這些肌肉交織在一起，並跨越髖關節的前部，止端則附著於股骨的小轉子。

　　髂腰肌收縮時能屈曲髖部，是髖屈肌群裡最強大的肌肉。當髂腰肌由於久坐、荒廢使用而緊繃，又變得虛弱時，輔助性髖屈肌群便受徵召來承擔屈曲髖部所需的力量。這會讓股四頭肌的股直肌承受壓力。由於股直肌的設計功能是為了在髖屈曲時輔助髂腰肌，若它承擔起髂腰肌鬆懈所形成的缺失，會負荷過大的壓力。這時，你就會察覺股骨前面遠側部分開始疼痛。緊繃的髂腰肌還會拉扯腰椎上的起端附著位置，進而讓下背承受壓力，並使脊椎偏離中軸。把髂腰肌拉長並強化肌力，能協助肌肉更有效地發揮功能。

　　若想拉長髂腰肌，練習能使髖部做出伸展動作的瑜伽體位法和運動，就可以延伸拉長髂腰肌。具有這種功能的體位法，包括眼鏡蛇式和戰士一式的後腿部分。一旦你將肌肉拉長了，再努力強化肌力，就能增加它所能產生的力量。若想強化髂腰肌，練習能使髖部做出屈曲動作的瑜伽體位法和運動，就能開始強化肌力。下犬式和船式都能使髖部做出屈曲動作，並能促使髂腰肌增強力量。

　　在嘗試增加肌肉長度、強化肌力的同時，另一點也很重要，那就是對肌肉所在部位產生覺知。認識肌肉投入使用時會帶來哪種感受，就能提高身心與髂腰肌的交流，並增強對那條肌肉的隨意控制。

　　髂腰肌不只在屈曲上有重要的用途，對身體在直立時的整體平衡也很重要。由於它的起端附著於腰椎上，接著交織跨越髖關節並止於股骨，因此是連接上、下半身的一條主要肌肉。它可以在直立運動時從側向穩固脊椎。這是隨意志控制身體最重要的肌肉之一，因此不容忽略。

ILIOPSOAS

髂腰肌

作用：髖關節的屈曲和外旋、側向屈曲。骨盆上旋（腰小肌）。

起端：T12–L1 的側表面、L1–L5 脊椎骨表面。髂窩（髂骨肌）。

止端：小轉子（腰大肌和髂骨肌）；髂恥弓（腰小肌）。

作用肌：
屈曲：腰大肌（psoas major）、
　　　髂肌（iliacus）、
　　　腰小肌（psoas minor）、
　　　股直肌（rectus femoris）、
　　　縫匠肌（sartorius）

拮抗肌：
屈曲：臀大肌（gluteus maximus）、
　　　半腱肌（semitendinosus）、
　　　半膜肌（semimembranosus）、
　　　股二頭肌（biceps femoris）、
　　　內收大肌（adductor magnus）

體位法：
收縮：船式、椅式、站立前屈式
拉長：弓式、肩立橋式、駱駝式

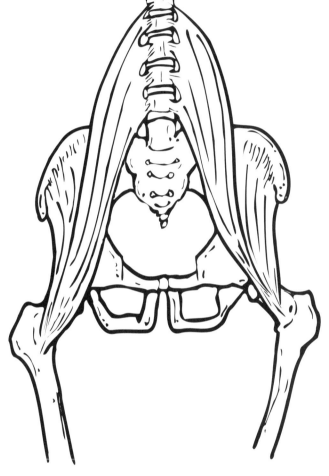

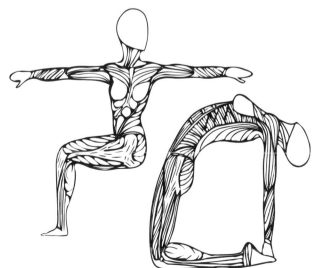

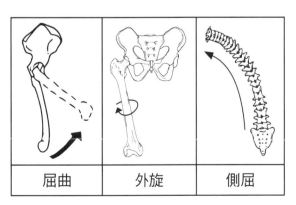

屈曲	外旋	側屈

閉孔外肌和閉孔內肌
Obturator Externus and Internus

　　閉孔外肌和閉孔內肌是負責外旋髖關節的六條深層肌肉當中的兩條。它們起於恥骨內表面，延伸跨越髖關節，接著其肌腱便與孖肌的肌腱會合。它們的止端附著於股骨大轉子。

　　由於它們與髖關節緊密相鄰，能穩固髖關節，也能輔助髖部做出內收和外展動作。當外旋肌群緊繃時，髖關節就會變得虛弱，身體的運動能力也會受限，做不出必須表現強健髖關節外旋的瑜伽體位法。練習半月式，能幫助強化站立腿的外旋肌群。

OBTURATOR EXTERNUS AND INTERNUS

閉孔外肌和閉孔內肌

作用：髖關節的外旋、內收和伸展（閉孔內肌）。髖屈曲時外展大腿。
起端：恥骨內表面
止端：股骨大轉子（閉孔內肌）
作用肌： 梨狀肌（piriformis）、 孖肌（gemelli）、 股方肌（quadratus femoris）
拮抗肌： 臀小肌（gluteus minimus）
體位法： 收縮：仰臥束角式、三角式、蓮花式 拉長：站立前屈式、杖式

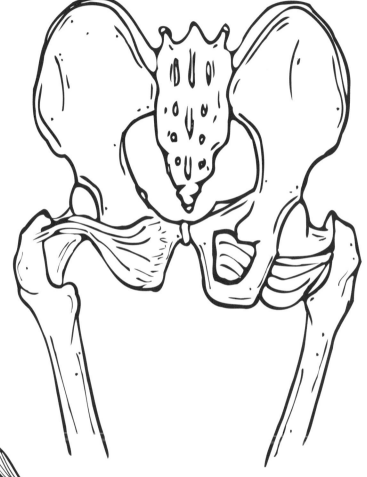

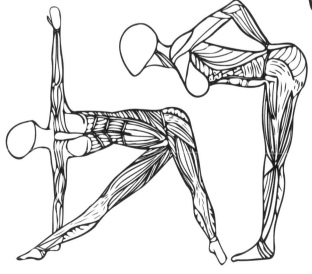

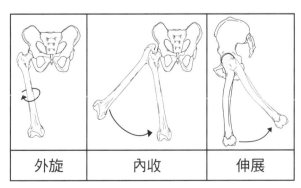

外旋	內收	伸展

恥骨肌

Pectineus

　　恥骨肌是位於大腿內間隔的小肌肉，又稱為「櫛狀肌」。它起於恥骨，止於股骨的恥骨線，恥骨肌收縮能使大腿內收，向內朝身體中線移動。恥骨肌還能輔助在髖關節處做出腿屈曲和腿內旋動作。

　　鶴式、手倒立式和鷹式等體位法，全都需要內收肌群朝身體中線向內擠壓。倘若大腿內收肌群變得過度緊繃，那麼從事仰臥束角式這一類的體位法，或者進行需要大腿外展的運動時，大腿能夠外展偏離中線的程度就會受到限制。若想拉長緊繃的大腿內收肌群，練習需要略微外展的瑜伽體位法或運動，就能幫助延伸拉長恥骨肌。

PECTINEUS

恥骨肌

作用：內收、屈曲和內旋。穩固骨盆。
起端：恥骨梳
止端：股骨的恥骨線
作用肌： 內收：內收長肌（adductor longus）、 　　　內收短肌（adductor brevis）、 　　　內收大肌（adductor magnus） 屈曲：髂腰肌（iliopsoas）
拮抗肌： 內收：臀大肌（gluteus maximus）、 　　　臀中肌（gluteus medius）、 　　　臀小肌（gluteus minimus） 屈曲：臀大肌（gluteus maximus）、 　　　半腱肌（semitendinosus）、 　　　半膜肌（semimembranosus）、 　　　股二頭肌（biceps femoris）、 　　　內收大肌（adductor magnus）
體位法： 收縮：手倒立式、上弓式 延長：雙角式

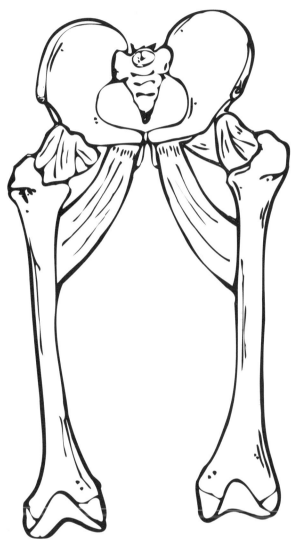

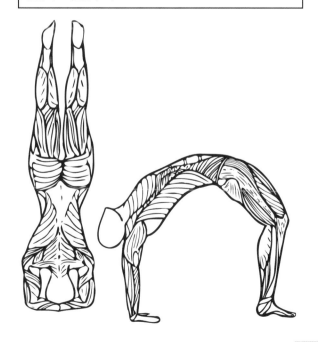

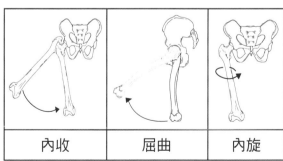

內收	屈曲	內旋

梨狀肌
Piriformis

梨狀肌是一條小肌肉，構成負責外旋大腿的六條深層肌肉之一。梨狀肌起於下骶骨外側表面，延伸跨越髖關節上部。它與閉孔肌和孖肌的肌腱會合，最後止於股骨大轉子。梨狀肌收縮時，負責髖關節的外旋、內收動作。梨狀肌也具有穩定骶骨運動的作用。

由於梨狀肌的位置和坐骨神經相當接近，倘若它過度緊繃，就會壓迫坐骨神經。這會引發髖部鈍痛（伴隨麻痺感的痛感），而且這種麻痺痛感會沿著腿部向下蔓延到腳部。練習讓腿部內旋或外展的瑜伽體位法或運動，就能開始延伸拉長梨狀肌。

PIRIFORMIS

梨狀肌

作用：髖關節的外旋、外展和伸展，以及穩固骨盆。
起端：骶骨的骨盆面
止端：股骨大轉子
作用肌： 外旋：閉孔內肌（obturator internus）、 　　　閉孔外肌（obturator externus）、 　　　孖肌（gemelli）、 　　　股方肌（quadratus femoris） 外展：臀大肌（gluteus maximus）、 　　　臀中肌（gluteus medius）、 　　　臀小肌（gluteus minimus）
拮抗肌： 外旋：闊筋膜張肌（tensor fasciae latae）、 　　　臀小肌（gluteus minimus）、 　　　臀中肌（gluteus medius） 外展：內收長肌（adductor longus）、 　　　內收短肌（adductor brevis）、 　　　內收大肌（adductor magnus）
體位法： 收縮：樹式、女神式 拉長：下犬式

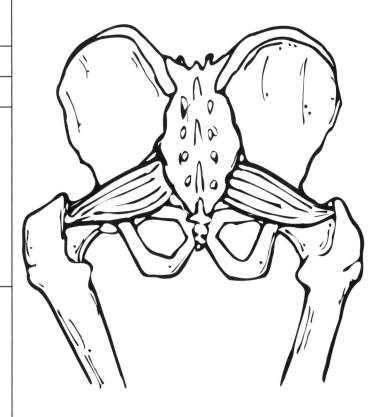

外旋	外展	伸展

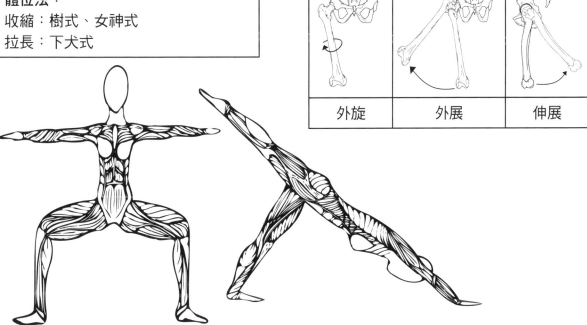

股方肌
Quadratus Femoris

股方肌是在髖關節處讓腿部外旋的六條深層肌肉之一。這是一條方形的肌肉，起於坐骨粗隆的外側，延伸跨越髖關節後部，並止於股骨的轉子間嵴。

除了使腿部外旋之外，股方肌還能輔助髖關節內收腿部。倘若姿勢習慣不良，導致長時間外旋，股方肌就會變得緊繃。若要拉長這些外旋肌群，可以練習能使腿部內旋的瑜伽體位法和運動。

QUADRATUS FEMORIS

股方肌

作用：髖關節的外旋和內收，屈曲時使大腿外展。

起端：坐骨粗隆外側

止端：股骨的轉子間嵴

作用肌：
梨狀肌（piriformis）、孖肌（gemelli）、
閉孔內肌（obturator internus）、
股方肌（quadratus femoris）

拮抗肌：
外旋：內收長肌（adductor longus）、
　　　內收短肌（adductor brevis）、
　　　臀小肌（gluteus minimus）、
　　　臀中肌（gluteus medius）、
　　　闊筋膜張肌
　　　（tensor fasciae latae）、
　　　半膜肌（semimembranosus）、
　　　半腱肌（semitendinosus）

體位法：
收縮：仰臥束角式、快樂嬰兒式、
　　　女神式
拉長：杖式、站立前屈式

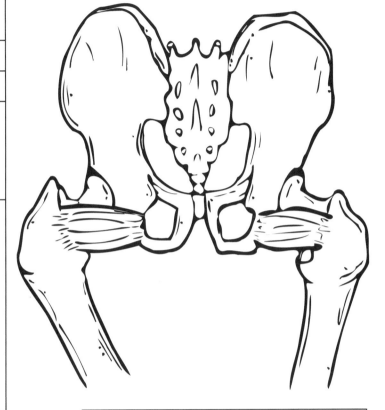

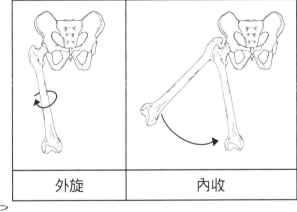

外旋	內收

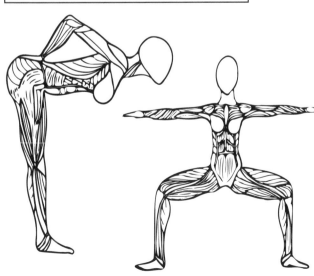

股直肌
Rectus Femoris

　　股直肌是組成股四頭肌的四條肌肉之一。它起於骨盆的髂前下棘，跨越髖關節並向下沿著股骨全長延伸。接著，股直肌又跨越膝關節，並止於脛骨的脛骨粗隆。股直肌和構成股四頭肌的其他三條肌肉（股外側肌、股內側肌和股中間肌）共同運作並伸展膝關節。與其他膝伸肌群不同的是，股直肌也負責輔助髂腰肌的髖屈曲作用。

　　由於股直肌跨越兩處關節，而且是兩種大幅度運動的作用肌，若股直肌變得緊繃，就會引發膝關節和髖關節疼痛。肌肉一旦緊繃就會縮短，而且會開始拉扯它的附著位置。這會導致不適情況惡化，而且在進行讓膝部屈曲或髖部伸展的瑜伽體位法或運動時，還會降低活動度。倘若髂腰肌變得虛弱，股直肌還得承擔過重的壓力，就會引起膝關節疼痛。

　　若想拉長股直肌，可以練習能使膝部略微屈曲或使髖部略微伸展的瑜伽體位法。有一種體位法能好好發揮拉長作用，那就是駱駝式，進行時必須同時做出膝屈曲和髖伸展動作。請務必記得，駱駝式是一種深度體位法，而在進入深度體位法之前，最好能進行一套面面俱到的瑜伽流程，先暖身讓關節活動開來。若是施力讓股直肌拉長時，膝關節或髖關節有任何疼痛現象，就必須停止這個瑜伽體位法或運動，並設想出一套比較細膩的運動，好讓伸張力量施加於肌肉中段。

RECTUS FEMORIS
股直肌

作用：髖關節屈曲、膝關節伸展	
起端：骨盆的髂前下棘和髖關節的髖臼頂	
止端：脛骨粗隆	

作用肌：
屈曲：髂腰肌（iliopsoas）
伸展：股中間肌（vastus intermedius）、
　　　股外側肌（vastus lateralis）、
　　　股內側肌（vastus medialis）

拮抗肌：
屈曲：臀大肌（gluteus maximus）、
　　　半腱肌（semitendinosus）、
　　　半膜肌（semimembranosus）、
　　　股二頭肌（biceps femoris）、
　　　內收大肌（adductor magnus）
伸展：股二頭肌（biceps femoris）、
　　　半腱肌（semitendinosus）、
　　　半膜肌（semimembranosus）

體位法：
收縮：站立前屈式、下犬式
拉長：駱駝式、上弓式

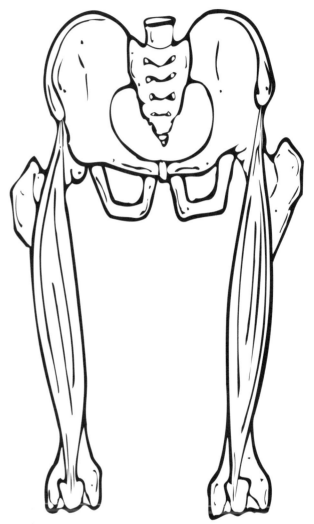

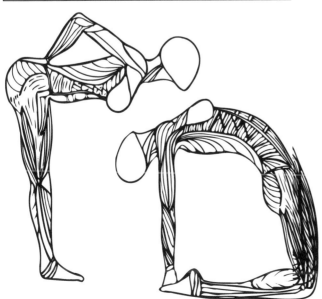

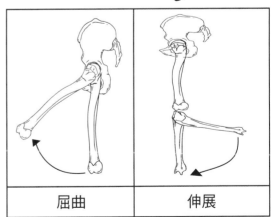

屈曲	伸展

半膜肌
Semimembranosus

　　半膜肌是組成膕繩肌（位於大腿後側，又稱股後肌群）的三條肌肉之一。半膜肌起於坐骨粗隆後外側表面，沿著股骨全長向下延伸，並跨越脛骨上內髁。半膜肌收縮時，便縮短並屈曲膝關節。由於膕繩肌屈曲膝部的程度，是每天都看得到的，因此這群肌肉一般都是瑜伽的重點專注部位。

　　若讓半膜肌延伸過長，會導致它在坐骨起端附著位置撕裂。重點在於，要注意拉長膕繩肌時所引發的感受。坐骨附近出現拉扯感受，就表示膕繩肌伸張過度，需要休息一下。為了防範過度拉長半膜肌，務必確保伸張感是出現在肌肉中段，而且不覺得疼痛。

SEMIMEMBRANOSUS

半膜肌

作用：在髖部伸展腿部、使膝關節屈曲、屈曲
時使膝部內旋、骨盆的穩固作用

起端：坐骨粗隆的後外側表面和薦椎結節韌帶

止端：脛骨上內髁、膕韌帶

作用肌：
伸展：臀大肌（gluteus maximus）、
　　　半腱肌（semitendinosus）、
　　　股二頭肌（biceps femoris，長頭）、
　　　內收大肌（adductor magnus）
屈曲：股二頭肌（biceps femoris）、
　　　半腱肌（semitendinosus）
內旋：半腱肌（semitendinosus）、
　　　膕肌（popliteus）

拮抗肌：
伸展：腰大肌（psoas major）、髂肌（iliacus）
屈曲：股外側肌（vastus lateralis）、
　　　股內側肌（vastus medialis）、
　　　股中間肌（vastus intermedius）、
　　　股直肌（rectus femoris）
內旋：股二頭肌（biceps femoris）

體位法：
收縮：戰士三式、弓式、蝗蟲式。
拉長：猴式、扭轉三角式

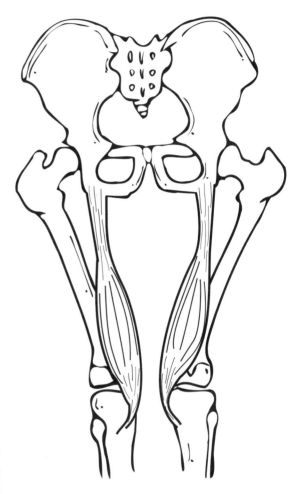

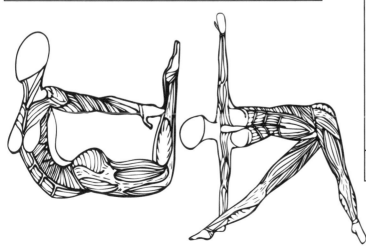

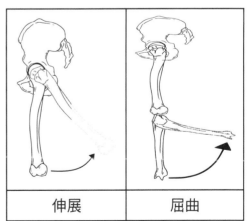

| 伸展 | 屈曲 |

半腱肌
Semitendinosus

    半腱肌是構成膕繩肌的三條肌肉之一，而且是那群肌肉裡最偏向中央的一條。半腱肌起於骨盆坐骨粗隆的後表面，接著沿著大腿後側向下延伸，跨越膝關節，並與股薄肌和縫匠肌的肌腱會合，止端附著於脛骨的脛骨內髁。

    就像其他同屬於膝屈肌群的肌肉，半腱肌經常陷入過度伸張的風險，導致肌腱在附著位置撕裂。為了防範肌腱撕裂，時時關注大腿後側的感覺，務必確保伸張力量施加於肌肉的中段。

SEMITENDINOSUS

半腱肌

作用：在髖部伸展腿部、膝關節屈曲、屈曲時使膝部內旋

起端：坐骨粗隆的後表面

止端：脛骨內髁、膕韌帶且肌纖維止端附著於膕筋膜

作用肌：
伸展：臀大肌（gluteus maximus）、
　　　半腱肌（semitendinosus）、
　　　股二頭肌（biceps femoris，長頭）、
　　　內收大肌（adductor magnus）
屈曲：股二頭肌（biceps femoris）、
　　　半腱肌（semitendinosus）
內旋：半腱肌（semitendinosus）、
　　　膕肌（popliteus）

拮抗肌：
伸展：腰大肌（psoas major）、髂肌（iliacus）
屈曲：股外側肌（vastus lateralis）、
　　　股內側肌（vastus medialis）、
　　　股中間肌（vastus intermedius）、
　　　股直肌（rectus femoris）
內旋：股二頭肌（biceps femoris）

體位法：
收縮：蝗蟲式、椅式、弓式
拉長：猴式、雙角式、扭轉三角式、下犬式

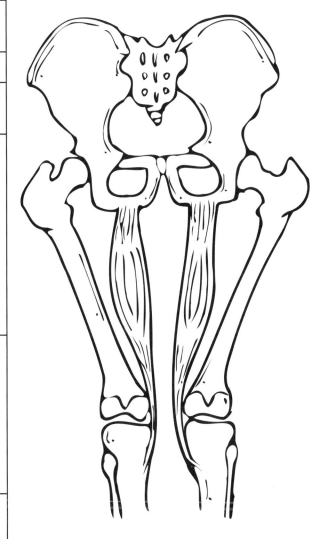

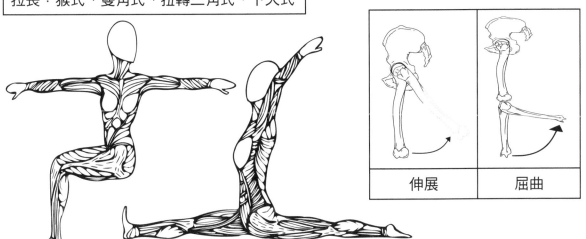

| 伸展 | 屈曲 |

闊筋膜張肌

Tensor Fasciae Latae

　　闊筋膜張肌位於髖部外側，起於骨盆的髂前上棘。它沿著大腿外側向下延伸，止端與臀大肌的肌腱一起附著於髂脛束。髂脛束沿著大腿外側向下延伸，止端附著於膝部外側，負責穩固膝關節。闊筋膜張肌收縮時，能使腿部在髖關節處做出外展、屈曲和內旋動作。在練習船式時，闊筋膜張肌負責輔助屈曲髖部並使腿部在髖關節處內旋，這時可以強烈感受到這條肌肉。

　　當闊筋膜張肌緊繃時，膝部外側會出現拉扯感或不適，這是由於闊筋膜張肌因緊繃而縮短，拉扯髂脛束附著處所致。若想拉長闊筋膜張肌，可以練習能使髖部外旋、伸展和內收的體位法。眼鏡蛇式具有拉伸闊筋膜張肌長度的功能，因為它能伸展髖部並內收大腿，向內朝中線移動。

TENSOR FASCIAE LATAE

闊筋膜張肌

作用：繃緊闊筋膜；在髖部使腿部外展、屈曲和內旋。	

起端：髂前上棘

止端：髂脛束

作用肌：
內旋：臀小肌（gluteus minimus）、
　　　臀中肌（gluteus medius）
外展：臀大肌（gluteus maximus）、
　　　臀中肌（gluteus medius）、
　　　臀小肌（gluteus minimus）
伸展：股外側肌（vastus lateralis）、
　　　股內側肌（vastus medialis）、
　　　股中間肌（vastus intermedius）、
　　　股直肌（rectus femoris）
屈曲：髂腰肌（iliopsoas）

拮抗肌：
內旋：孖上肌／下肌
　　　（gemellus superior/inferior）、
　　　閉孔內肌／外肌
　　　（obturator internus/externus）、
　　　股方肌（quadratus femoris）
外展：內收長肌（adductor longus）、
　　　內收短肌（adductor brevis）、
　　　內收大肌（adductor magnus）
伸展：股二頭肌（biceps femoris）、
　　　半腱肌（semitendinosus）、
　　　半膜肌（semimembranosus）
屈曲：臀大肌（gluteus maximus）、
　　　半腱肌（semitendinosus）、
　　　半膜肌（semimembranosus）、
　　　股二頭肌（biceps femoris）、
　　　內收大肌（adductor magnus）

體位法：
收縮：女神式、仰臥束角式
拉長：眼鏡蛇式、仰臥英雄式

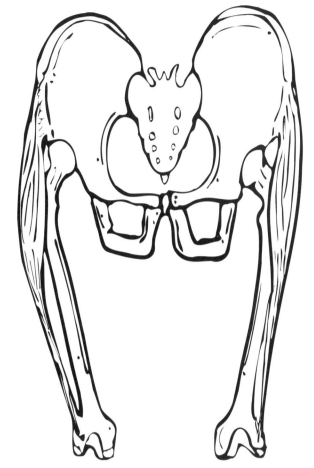

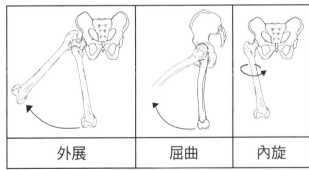

外展	屈曲	內旋

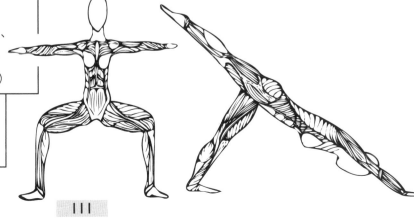

膝
The Knees

　　膝關節是複雜的樞紐（屈戌）關節，由三塊骨頭（股骨、脛骨和髕骨）之間的關節構成。膝關節周圍有韌帶、肌腱、肌肉和神經群，共同協助穩固及移動關節做出屈曲和伸展動作。膝關節也能夠執行些許內旋和外旋動作。

　　膝關節是人體內的最大關節，也承擔許多體重。當不平衡的力量施於膝關節之上，那些把關節編織在一起的細膩韌帶，就可能發炎並開始撕裂。最常受傷的韌帶有四條，包括：前十字韌帶、後十字韌帶、內十字韌帶、外十字韌帶。這些韌帶都起於股骨並止於脛骨，具有防止股骨滑脫的功能。

　　除了韌帶之外，另有一些肌肉的肌腱也彼此會合並附著於或跨越膝關節。這些肌肉是：股四頭肌、膕繩肌、腓腸肌、股薄肌、縫匠肌、膕肌、蹠肌、比目魚肌。倘若膝部周圍的肌肉群變得緊繃，它們就會拉扯位於膝關節上的附著位置，引起膝部疼痛。

　　為了保持膝關節健康，進行一套面面俱到，可以讓膝部屈曲、伸展的瑜伽序列動作，就能發揮保護膝部安全運作的功能。各位最好把膝部的骨頭和肌肉熟記在心，才能更深入認識膝部如何運作。

KNEE JOINT

膝關節

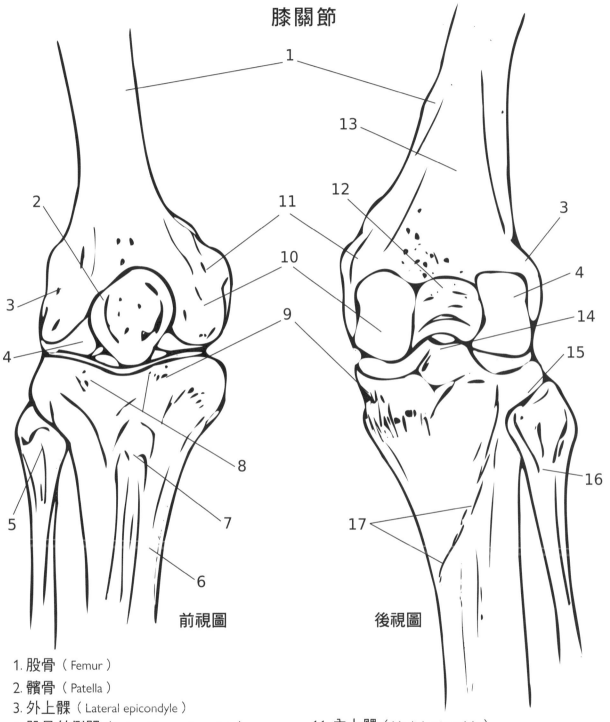

前視圖　　　　　　　　　　後視圖

1. 股骨（Femur）
2. 髕骨（Patella）
3. 外上髁（Lateral epicondyle）
4. 股骨外側髁（Lateral femoral condyle）
5. 腓骨頭（Head of fibula）
6. 脛骨（Tibia）
7. 脛骨粗隆（Tibial tuberosity）
8. 脛骨平台（Tibial plateau）
9. 內髁（Medial condyle）
10. 股骨內側髁（Medial femoral condyle）

11. 內上髁（Medial epicondyle）
12. 髁間切跡（Intercondylar notch）
13. 膕面（Popliteal surface）
14. 髁間隆起（Intercondylar eminence）
15. 脛腓關節（Tibiofibular joint）
16. 腓骨頸（Neck of fibula）
17. 比目魚肌線（Soleal line）

QUADRICEPS
股四頭肌

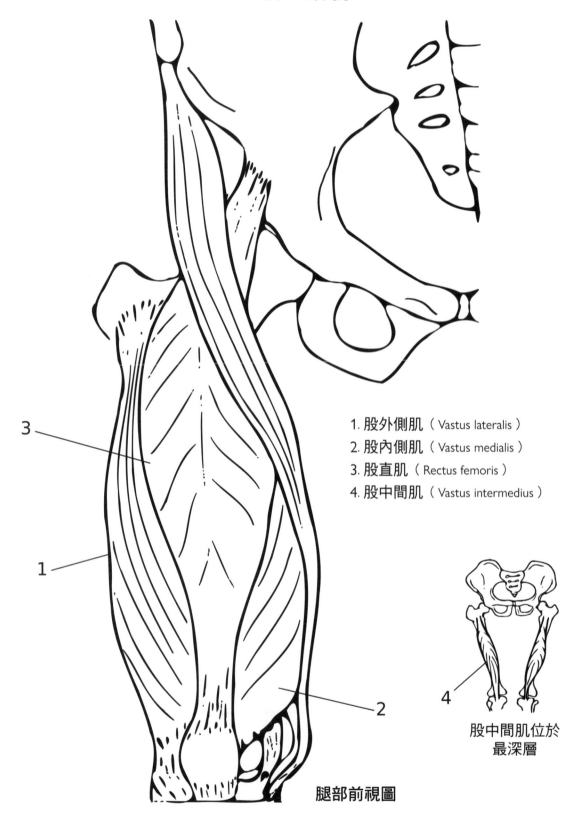

1. 股外側肌（Vastus lateralis）
2. 股內側肌（Vastus medialis）
3. 股直肌（Rectus femoris）
4. 股中間肌（Vastus intermedius）

股中間肌位於
最深層

腿部前視圖

HAMSTRINGS

膕繩肌（股後肌群）

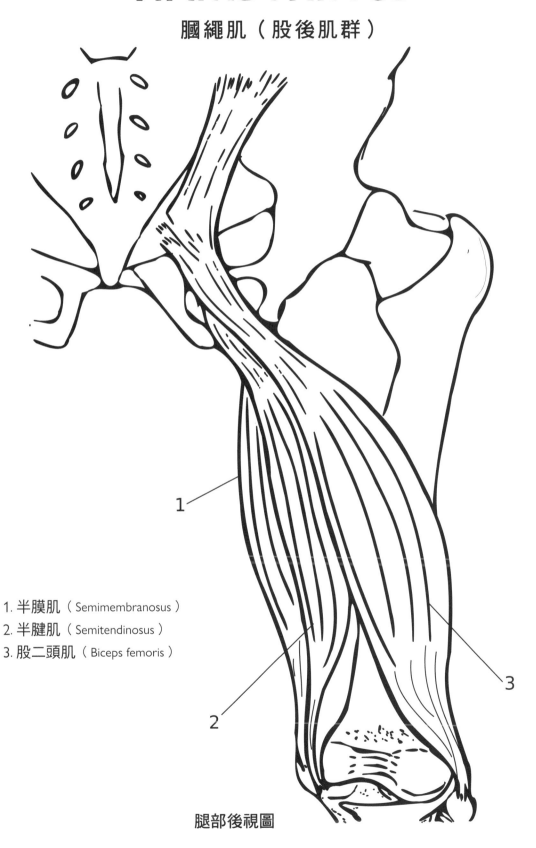

1. 半膜肌（Semimembranosus）
2. 半腱肌（Semitendinosus）
3. 股二頭肌（Biceps femoris）

腿部後視圖

膝屈曲和膝伸展
Knee Flexion and Knee Extension

　　膝部的屈曲、伸展動作，是跨越膝關節的肌肉群收縮、放鬆時所引發的運動。膝屈肌群收縮，會使膝部處於一種彎曲姿勢，膝伸肌群收縮則會使腿部在膝關節處伸直。擁有強健、平衡的膝部肌群，能幫助在運動時穩固膝關節，從而降低膝部受傷的風險。

讓膝屈肌群動起來

　　拿一把椅子擺在後面。首先採站姿，讓椅子的前緣碰觸你的小腿肚。你的雙腳打開與髖部同寬，讓骨盆保持正中位置，把體重挪到左腿，但不要讓重量垂落左髖關節。將右腳抬離地面並彎曲膝部。讓你的右小腿後肌向上緊貼椅子底面，好讓膝屈肌群投入工作。持續張力30秒，接著再把右腳擺回地面。反覆三到五次，然後換腿進行。

　　你注意到什麼現象？你的小腿肚緊貼椅子底面時，你覺得張力是出現在哪裡？

讓膝伸肌群動起來

　　首先採站姿，雙腳打開與髖部同寬，轉移體重到右腿，但不要讓重量垂落髖關節。把左腿向前伸直，讓它懸空離地幾英吋。維持這個姿勢30秒。反覆這項運動三到五次，接著換腿進行。

　　你注意到什麼現象？雙膝的伸肌肌肉群是不是都開始有疲累的狀況？

　　每天進行這些小幅度運動，就能強化膝屈肌群和伸肌群的肌力，並增加穩定度，進而降低膝關節受傷的風險。

KNEE FLEXION AND KNEE EXTENSION
膝屈曲和膝伸展

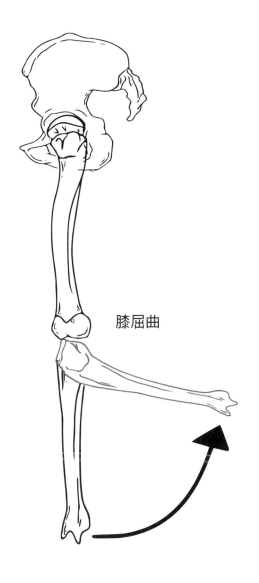

膝屈曲

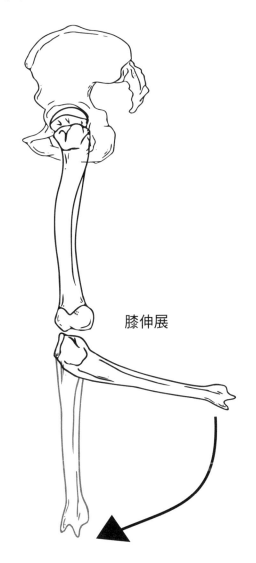

膝伸展

膝屈曲
彎曲膝部，並縮小大腿和小腿之間角度的運動。

膝伸展
讓處於屈曲姿勢的膝部伸展，從而增加大腿和小腿之間角度的運動。

膝屈肌群
Knee Flexors

　　膝屈肌是能收縮使膝部屈曲，讓大腿和小腿之間的角度縮小的一群肌肉。負責屈曲膝部的肌群被稱為膕繩肌，包括：股二頭肌、半腱肌、半膜肌。由於膕繩肌起於後骨盆，止端附著於膝部，緊繃的膝屈肌群會把骨盆向下拉扯。當骨盆被向下拉扯，它就處於一種後傾翻轉狀態，會使脊椎的腰部曲線變得平直。平直的腰部曲線會導致下背部承受不平衡的壓力，從而產生不適並引發疼痛，脊椎受傷的風險也會提高。

　　對骨盆的拉扯，會導致下背部疼痛。若想拉長膝屈肌群，練習能使膝部伸展的瑜伽體位法或運動，就可以讓膕繩肌增加長度。很重要的是，要慢慢伸展膝部，保持膝部稍微彎曲，才能避免過度拉長或撕裂的情況。虛弱的膕繩肌會產生不穩固的後骨盆和膝關節，從而提高了受傷的風險。為了強化膕繩肌的肌力，練習能使膝蓋做出屈曲動作的瑜伽體位法或運動，就能強化膝屈肌群的肌力。戰士一式和二式，以及女神式，都能促使膝屈肌屈曲，並強化其力量。

KNEE FLEXORS

膝屈肌群

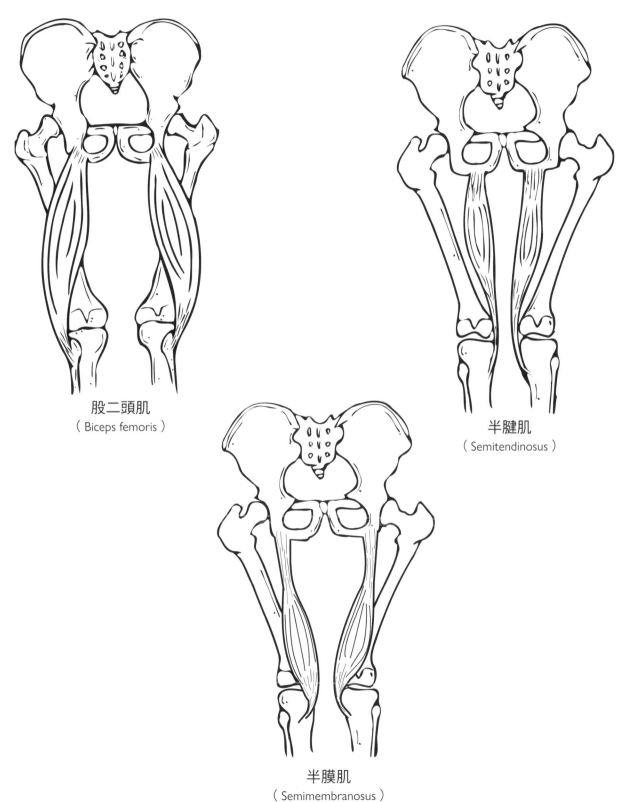

股二頭肌
（ Biceps femoris ）

半腱肌
（ Semitendinosus ）

半膜肌
（ Semimembranosus ）

膝伸肌群

Knee Extensors

膝伸肌是收縮時能使腿部從屈曲姿勢改變為伸展動作,從而增加大腿和小腿之間角度的一群肌肉。引致這項運動的肌群,統稱為股四頭肌,包括:股直肌、股中間肌、股外側肌、股內側肌。

當這些肌肉縮短,變得緊繃,在你做屈曲的動作時,這些肌肉就會拉扯位於膝蓋前面、外側和內側的肌肉肌腱。若要拉長股四頭肌,練習能使雙腿產生緩慢輕柔屈曲的體位法或運動,就可以讓膝伸肌群增加長度。倘若膝伸肌群變得虛弱,運動時膝關節就會變得不穩,進而提高受傷的風險。若想強化膝伸肌群,可以練習能使膝部做出伸展動作的體位法和運動,來為伸展肌肉群增強力量。樹式、半月式和其他站立體位法,都能為膝伸肌群增強力量。

KNEE EXTENSORS

膝伸肌群

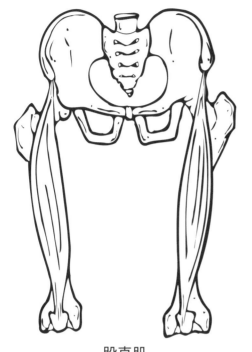

股直肌
（ Rectus femoris ）

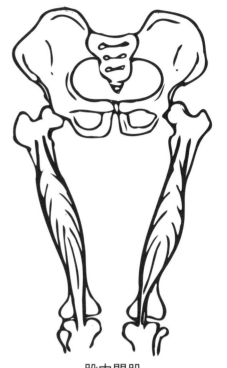

股中間肌
（ Vastus intermedius ）

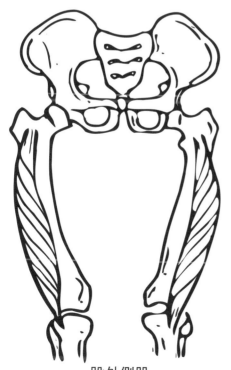

股外側肌
（ Vastus lateralis ）

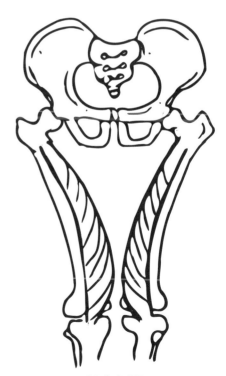

股內側肌
（ Vastus medialis ）

股四頭肌

Quadriceps

　　股四頭肌是由四條肌肉構成的肌肉群，位於大腿前面部位。這些肌肉的纖維收縮時，膝關節便會伸展。股四頭肌包括：股外側肌、股內側肌、股中間肌、股直肌。股四頭肌共用一個止端附著點，會合產生一條四頭肌肌腱。股四頭肌肌腱的止端附著於髕骨（膝蓋骨）上方，並繼續形成髕韌帶。髕韌帶始自髕骨的下面部位，止於脛骨的脛骨粗隆。

　　當股四頭肌變得過於緊繃，膝屈曲的動作就會受限，而且會在膝蓋部位引發疼痛。若想伸展過於緊繃的股四頭肌，首先練習會略微屈曲並拉長那群肌肉的體位法，以防止膝部起端附著位置的肌腱撕裂。為了預防傷害，確保伸張長度出自股四頭肌中段，而非膝關節處。

股外側肌：股外側肌起於股骨的粗線和大轉子。它沿著股骨的外側部分向下延伸，止端附著於髕韌帶，接著跨越膝關節，並附著於脛骨的脛骨粗隆。當股外側肌變得緊繃時，膝蓋外側就可能引發疼痛。

股內側肌：股內側肌起於股骨的粗線和轉子間線。它沿著股骨內側部分向下延伸，止端附著於脛骨的脛骨粗隆。股內側肌緊繃的話，會引發膝關節內側部分疼痛。

股中間肌：股中間肌位於股骨部位深處。它起自股骨幹的前面，沿著股骨前面部分向下延伸，止端附著於脛骨粗隆。

股直肌：股直肌位於其他四頭肌的淺面。由於股直肌的起端位於骨盆的髂前下棘，收縮時便能促成兩項運動：膝關節伸展和髖關節屈曲。股直肌過度緊繃的話，就會侷限了使膝蓋屈曲或使髖部伸展的能力。當這條肌肉變得過度緊繃，就會在膝蓋前面部位引發疼痛。

VASTUS LATERALIS

股外側肌

作用：膝蓋處的伸展動作
起端：股骨的粗線和大轉子
止端：髕韌帶和脛骨粗隆
作用肌： 股內側肌（vastus medialis）、 股中間肌（vastus intermedius）、 股直肌（rectus femoris）
拮抗肌： 股二頭肌（biceps femoris）、 半腱肌（semitendinosus）、 半膜肌（semimembranosus）
體位法： 收縮：站立前屈式、下犬式 拉長：仰臥束角式、橋式

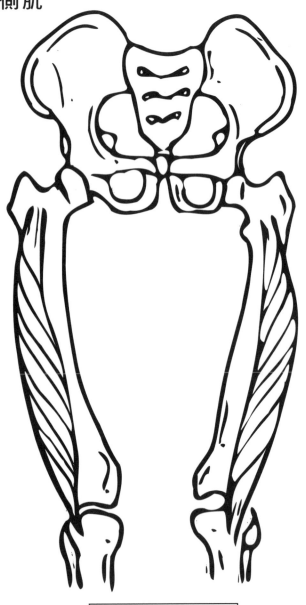

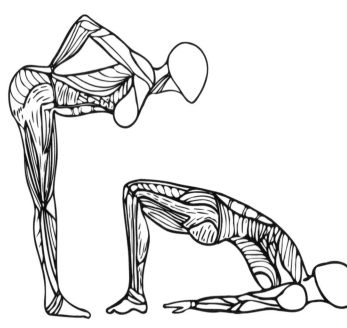

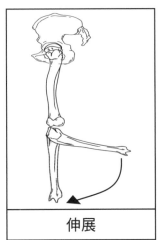

伸展

VASTUS MEDIALIS

股內側肌

作用：膝關節處的伸展動作
起端：股骨的粗線和轉子間線
止端：脛骨粗隆
作用肌： 股中間肌（vastus intermedius）、 股外側肌（vastus lateralis）、 股直肌（rectus femoris）
拮抗肌： 股二頭肌（biceps femoris）、 半腱肌（semitendinosus）、 半膜肌（semimembranosus）
體位法： 收縮：下犬式、站立前屈式、杖式 拉延長：仰臥束角式、舞王式（屈曲腿）

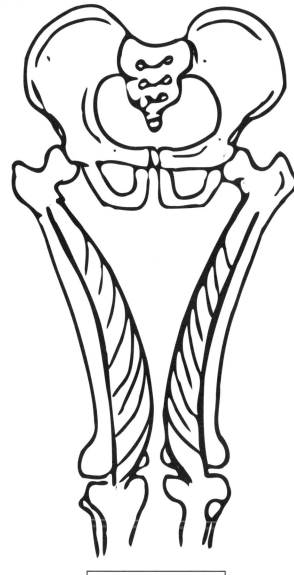

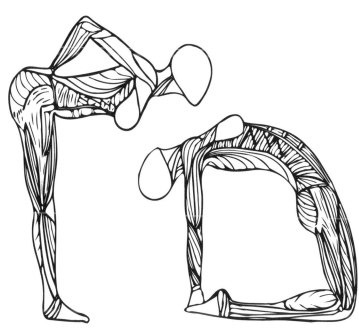

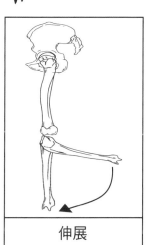

伸展

125

VASTUS INTERMEDIUS

股中間肌

作用：膝關節處的伸展動作
起端：股骨幹前面
止端：脛骨粗隆
作用肌： 股內側肌（vastus medialis）、 股外側肌（vastus lateralis）、 股直肌（vastus femoris）
拮抗肌： 股二頭肌（biceps femoris）、 半腱肌（semitendinosus）、 半膜肌（semimembranosus）
體位法： 收縮：站立前屈式、杖式、扭轉三角式 拉長：駱駝式、仰臥英雄式、鶴式、花 　　　環式

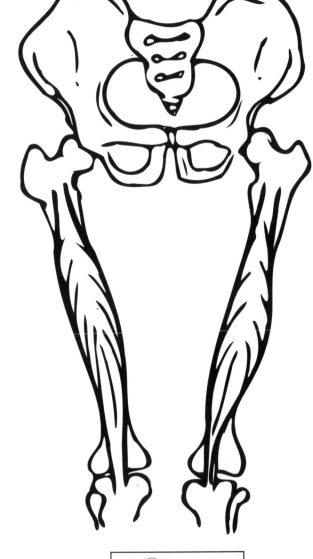

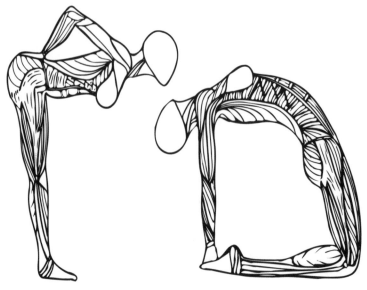

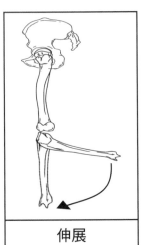

伸展

RECTUS FEMORIS
股直肌

作用：屈曲髖關節、伸展膝關節	
起端：骨盆的髂前下棘和髖關節的髖臼頂	
止端：脛骨粗隆	
作用肌： 屈曲：髂腰肌（iliopsoas） 伸展：股中間肌（vastus intermedius）、 　　　股外側肌（vastus lateralis）、 　　　股內側肌（vastus medialis）	
拮抗肌： 屈曲：臀大肌（gluteus maximus）、 　　　半腱肌（semitendinosus）、 　　　半膜肌（semimembranosus）、 　　　股二頭肌（biceps femoris）、 　　　內收大肌（adductor magnus） 伸展：股二頭肌（biceps femoris）、 　　　半腱肌（semitendinosus）、 　　　半膜肌（semimembranosus）	
體位法： 收縮：站立前屈式、下犬式 延長：駱駝式、上弓式	

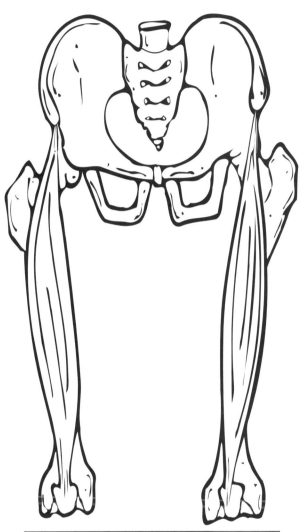

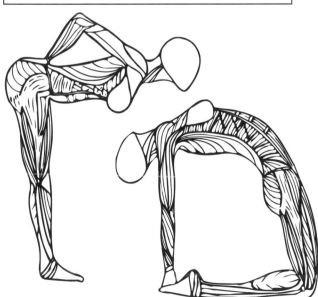

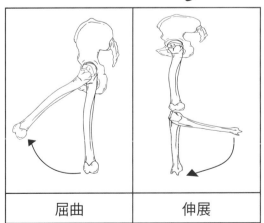

屈曲	伸展

膕繩肌（股後肌群）

Hamstrings

　　膕繩肌是一群三條肌肉的統稱，位於大腿後側。膕繩肌收縮時，能使膝關節屈曲或使髖關節伸展。構成膕繩肌的三條肌肉是：半膜肌、半腱肌、股二頭肌。

半膜肌：半膜肌位在股骨內面，起於坐骨粗隆的後外側面，沿著股骨向下延伸，跨越膝關節，止端附著於脛骨上內髁。

半腱肌：半腱肌位在半膜肌和股二頭肌之間，它起於坐骨粗隆後表面，沿著股骨後側全長向下延伸，並與股薄肌和縫匠肌的肌腱會合。

股二頭肌：股二頭肌起於坐骨粗隆後側表面，以及股骨的粗線外側唇。

SEMIMEMBRANOSUS

半膜肌

作用：在髖部伸展腿部、屈曲膝關節、屈曲時內旋膝蓋、穩固骨盆

起端：坐骨粗隆的後外側面和薦椎結節韌帶

止端：脛骨上內髁、膕韌帶

作用肌：
伸展：臀大肌（gluteus maximus）、
　　　半腱肌（semitendinosus）、
　　　股二頭肌（biceps femoris，長頭）、
　　　內收大肌（adductor magnus）
屈曲：股二頭肌（biceps femoris）、
　　　半腱肌（semitendinosus）
內旋：半腱肌（semitendinosus）、
　　　膕肌（popliteus）

拮抗肌：
伸展：腰大肌（psoas major）、
　　　髂肌（iliacus）
屈曲：股外側肌（vastus lateralis）、
　　　股內側肌（vastus medialis）、
　　　股中間肌（vastus intermedius）、
　　　股直肌（rectus femoris）
內旋：股二頭肌（biceps femoris）

體位法：
收縮：戰士三式、弓式、蝗蟲式
拉長：猴式、扭轉三角式

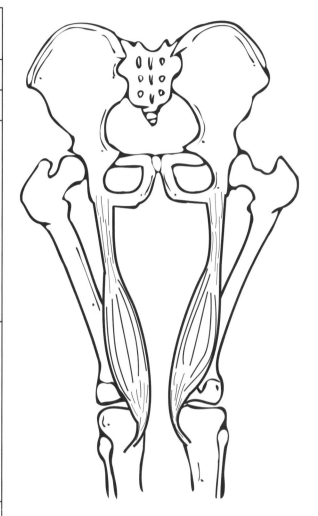

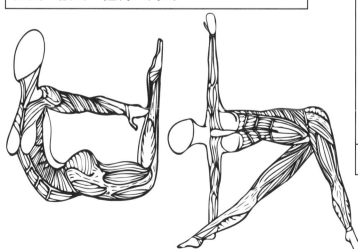

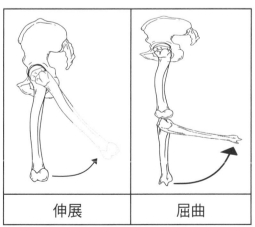

伸展	屈曲

SEMITENDINOSUS

半腱肌

作用：在髖部伸展腿部、屈曲膝關節、屈曲時內旋膝蓋

起端：坐骨粗隆的後表面

止端：脛骨內髁、膕韌帶且肌纖維止端附著於膕筋膜

作用肌：
伸展：臀大肌（gluteus maximus）、
　　　半腱肌（semitendinosus）、
　　　股二頭肌（biceps femoris，長頭）、
　　　內收大肌（adductor magnus）
屈曲：股二頭肌（biceps femoris）、
　　　半腱肌（semitendinosus）
內旋：半腱肌（semitendinosus）、
　　　膕肌（popliteus）

拮抗肌：
伸展：腰大肌（psoas major）、
　　　髂肌（iliacus）
屈曲：股外側肌（vastus lateralis）、
　　　股內側肌（vastus medialis）、
　　　股中間肌（vastus intermedius）、
　　　股直肌（rectus femoris）
內旋：股二頭肌（biceps femoris）

體位法：
收縮：蝗蟲式、椅式、弓式
拉長：猴式、雙角式、扭轉三角式、下犬式

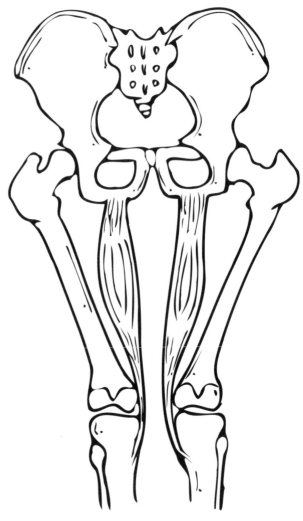

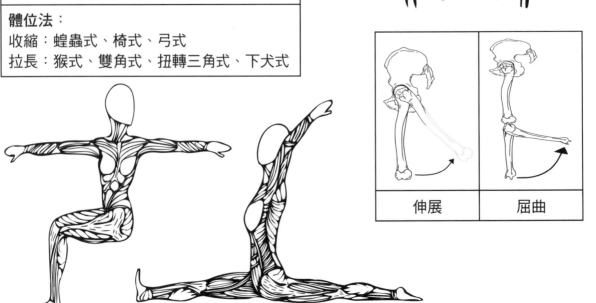

| 伸展 | 屈曲 |

BICEPS FEMORIS

股二頭肌

作用：屈曲膝關節。在髖部伸展腿部。當膝屈曲時略微內旋。

起端：坐骨粗隆的後表面（長頭）；股骨中央三分之一處的粗線外側唇（短頭）。

止端：腓骨頭

作用肌：
屈曲：半腱肌（semitendinosus）、
　　　半膜肌（semimembranosus）
在髖部伸展大腿：
　　　臀大肌（gluteus maximus）、
　　　半腱肌（semitendinosus）、
　　　半膜肌（semimembranosus）、
　　　內收大肌（adductor magnus）

拮抗肌：
屈曲：股外側肌（vastus lateralis）、
　　　股內側肌（vastus medialis）、
　　　股中間肌（vastus intermedius）、
　　　股直肌（rectus femoris）
在髖部伸展大腿：髂腰肌（iliopsoas）

體位法：
收縮：椅式
拉長：猴式

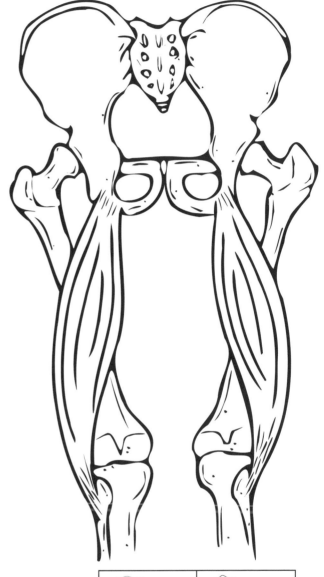

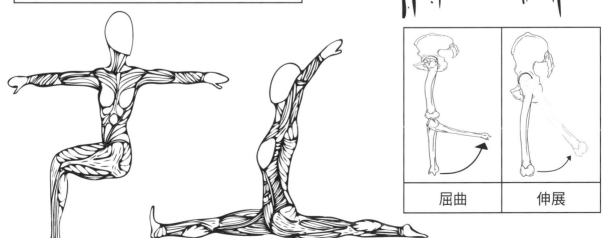

| 屈曲 | 伸展 |

小腿解剖結構
Lower Leg Anatomy

　　小腿由脛骨、腓骨、踝關節和腳組成。當構成小腿的肌肉群收縮時，會使踝關節背屈、蹠屈、反轉及外翻。它們收縮時，還能屈曲或伸展腳趾。脛骨前肌位於小腿前側，這是一條強健的肌肉，能使踝關節背屈，這可見於需要腳趾朝上方的瑜伽體位法。

　　腓腸肌和比目魚肌會合，且止端附著於跟骨（踵骨）的後面部分。這條止端肌腱常被稱為「阿基里斯腱」。這些肌肉負責使腳踝蹠屈，這可見於需要腳趾向下或緊壓地面的瑜伽體位法。

TIBIA AND FIBULA

脛骨和腓骨

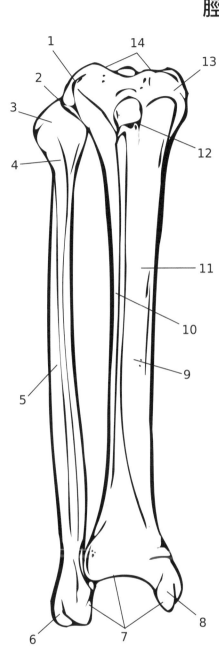
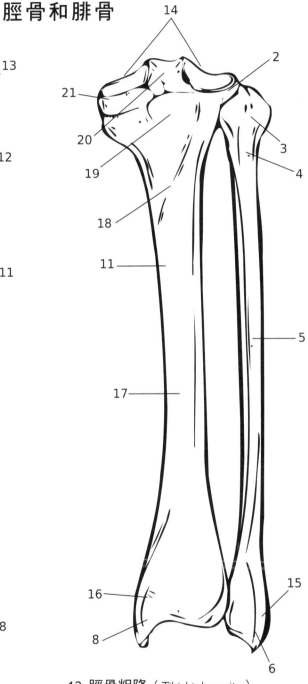

1. 外髁（Lateral condyle）
2. 脛腓關節（Tibiobular joint）
3. 腓骨頭（Head of fibula）
4. 腓骨頸（Neck of fibula）
5. 腓骨幹（Fibula shaft）
6. 外踝（Lateral malleolus）
7. 踝關節外側角度（Ankle mortise）
8. 內踝（Medial malleolus）
9. 內側面（Medial surface）
10. 外側表面（Lateral surface）
11. 脛骨幹（Tibia shaft）

12. 脛骨粗隆（Tibial tuberosity）
13. 內髁（Medial condyle）
14. 脛骨平台（Tibial plateau）
15. 外踝窩（Lateral malleolar fossa）
16. 踝溝（Malleolar groove）
17. 後側表面（Posterior surface）
18. 比目魚肌線（Soleal line）
19. 脛骨頭（Head of tibia）
20. 髁間隆起（Intercondylar eminence）
21. 內髁（Medial condyle）

MUSCLES OF THE LOWER LEG

小腿的肌肉群

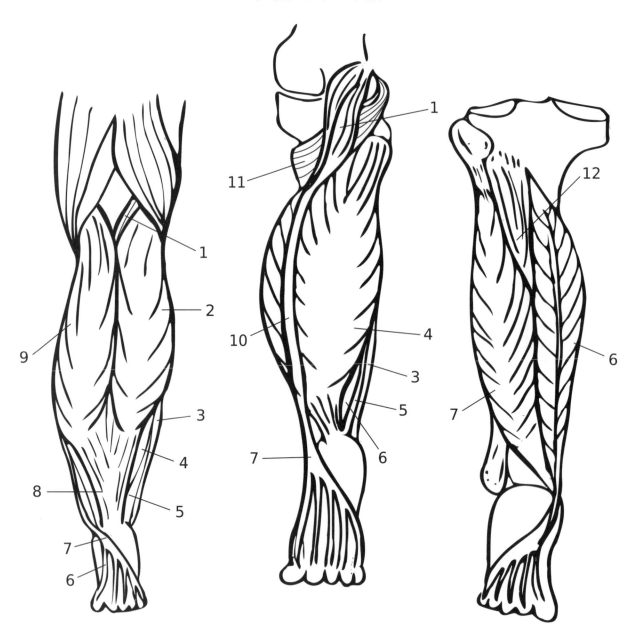

1. 蹠肌（Plantaris）

2. 腓腸肌（Gastrocnemius，外側頭）

3. 腓骨短肌（Fibularis brevis）

4. 比目魚肌（Soleus）

5. 腓骨長肌（Fibularis longus）

6. 屈足拇長肌（Flexor hallucis longus）

7. 屈趾長肌（Flexor digitorum longus）

8. 阿基里斯腱（Achilles tendon）

9. 腓腸肌（Gastrocnemius，內側頭）

10. 蹠肌肌腱（Plantaris tendon）

11. 膕肌（Popliteus）

12. 脛骨後肌（Tibialis posterior）

MUSCLES OF THE LOWER LEG

小腿的肌肉群

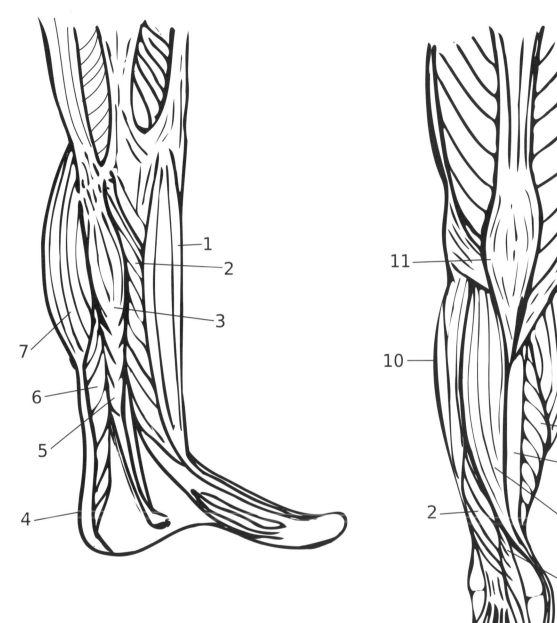

1. 脛骨前肌（Tibialis anterior）

2. 伸趾長肌（Extensor digitorum longus）

3. 腓骨長肌（Fibularis longus）

4. 阿基里斯腱（Achilles tendon）

5. 腓骨短肌（Fibularis brevis）

6. 比目魚肌（Soleus）

7. 腓腸肌（Gastrocnemius）

8. 脛骨幹（Tibia shaft）

9. 伸足拇長肌（Extensor hallucis longus）

10. 腓骨長肌（Fibularis longus）

11. 脛骨粗隆（Tibial tuberosity）

肩關節
The Shoulder Joint

肩膀部位由三種骨頭組成,這些骨頭匯聚在一起,共同在肋骨架的後面外側形成四個關節。這三種骨頭是:肩胛骨、鎖骨、肱骨(上臂骨)。這些骨頭彼此之間,以及與肋骨架之間,都形成關節,可容許肩膀和手臂執行動作。

肩胛骨:肩胛骨是一塊平坦的三角形骨頭,能在手臂運動時提供穩定性。
鎖骨:鎖骨是一種S形骨頭,與胸骨以及肩胛骨的肩峰之間,各形成一處關節。
肱骨:肱骨是手臂的上方骨頭。肱骨頭位於肩胛骨的關節盂並構成肩關節。

這三塊肩骨所構成的關節分別為:肩盂肱骨關節、肩峰鎖骨關節,兩者簡稱肩鎖關節;胸骨鎖骨關節,簡稱胸鎖關節;以及肩胛胸廓關節。

肩盂肱骨關節:更常見的稱法是肩關節,肩盂肱骨關節是肩胛骨關節盂和肱骨頭共同形成的關節。這是一處具高度活動性的球窩關節,可容許形式繁多的運動動作。
肩峰鎖骨關節:肩鎖關節是肩胛骨肩峰和鎖骨遠端共同形成的關節。
胸骨鎖骨關節:胸鎖關節是胸骨和鎖骨近端共同形成的關節。
肩胛胸廓關節:肩胛胸廓關節是肩胛骨和肋骨架共同構成的關節,也是肩胛前突、回縮、上旋和下旋的動作部位。

在這些關節位置上,都有韌帶延伸並附著於骨頭,把那些骨頭穩穩撐住。同時,關節周圍還有肌肉包覆,為肩膀部位提供穩定度,並發揮運動功能。倘若肩部肌肉變得虛弱,它們穩固肩關節的能力就會降低。這樣一來,韌帶就得承受不必要的壓力。由於韌帶的設計功能並不適於承受很大的重量,當它承受過大的壓力時,就會從骨頭處撕裂,導致肩部受傷。

為了確保肩部肌肉強健、穩固,重點就在於編擬出一套完整納入所有肩部運動的瑜伽流程。肩膀能做出的運動有:外展、內收、內旋、外旋、屈曲、伸展、前突、回縮、上旋、下旋、上提和下壓。

SHOULDER

肩膀

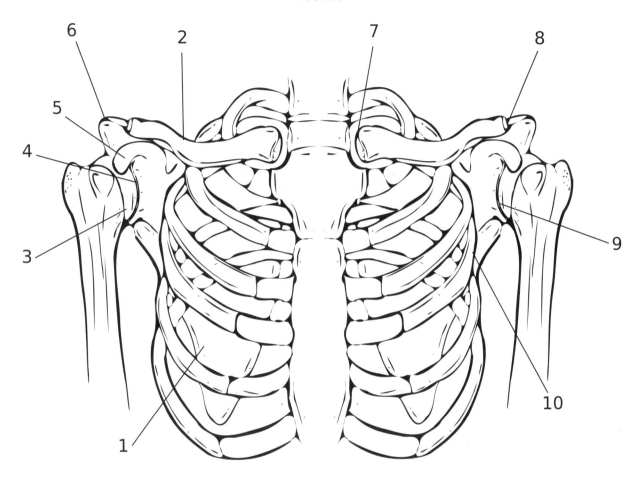

1. 肩胛骨（Scapula）
2. 鎖骨（Clavicle）
3. 肱骨頭（Head of humerus）
4. 關節盂（Glenoid cavity）
5. 喙突（Coracoid process）
6. 肩峰（Acromion）
7. 胸骨鎖骨關節（Sternoclavicular joint）
8. 肩峰鎖骨關節（Acromioclavicular joint）
9. 肩盂肱骨關節（Glenohumeral joint）
10. 肩胛胸廓關節（Scapulothoracic joint）

SCAPULA

肩胛骨

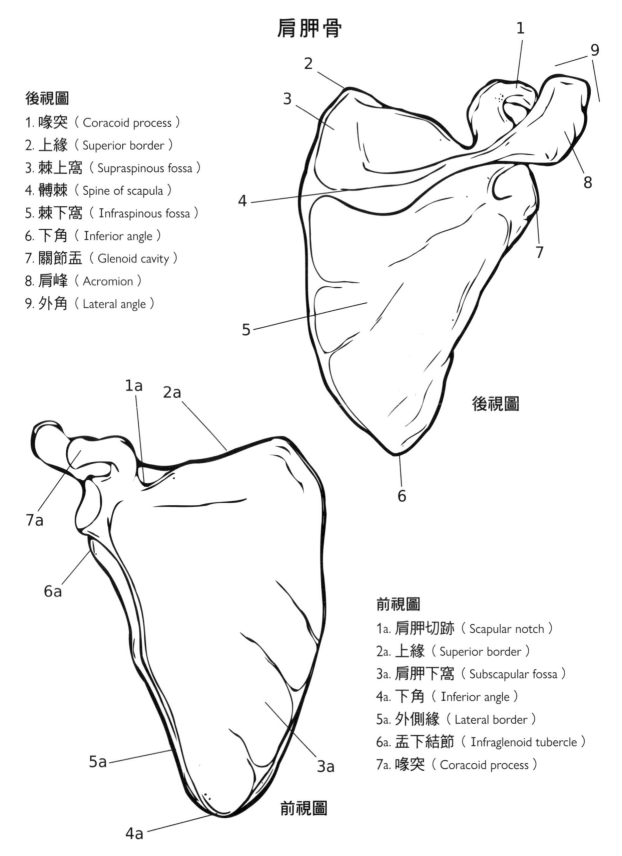

後視圖

1. 喙突（Coracoid process）
2. 上緣（Superior border）
3. 棘上窩（Supraspinous fossa）
4. 髆棘（Spine of scapula）
5. 棘下窩（Infraspinous fossa）
6. 下角（Inferior angle）
7. 關節盂（Glenoid cavity）
8. 肩峰（Acromion）
9. 外角（Lateral angle）

後視圖

前視圖

1a. 肩胛切跡（Scapular notch）
2a. 上緣（Superior border）
3a. 肩胛下窩（Subscapular fossa）
4a. 下角（Inferior angle）
5a. 外側緣（Lateral border）
6a. 盂下結節（Infraglenoid tubercle）
7a. 喙突（Coracoid process）

前視圖

SCAPULA AND CLAVICLE

肩胛和鎖骨

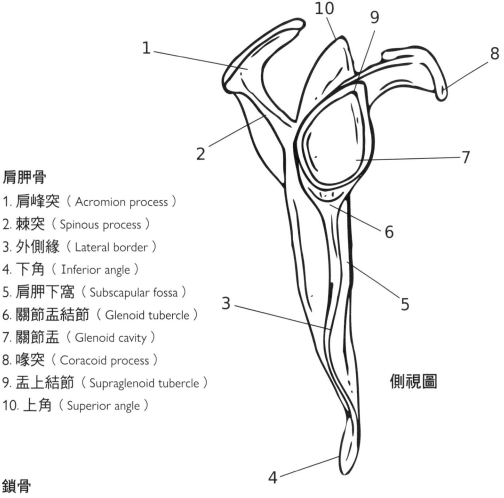

肩胛骨

1. 肩峰突（Acromion process）
2. 棘突（Spinous process）
3. 外側緣（Lateral border）
4. 下角（Inferior angle）
5. 肩胛下窩（Subscapular fossa）
6. 關節盂結節（Glenoid tubercle）
7. 關節盂（Glenoid cavity）
8. 喙突（Coracoid process）
9. 盂上結節（Supraglenoid tubercle）
10. 上角（Superior angle）

側視圖

鎖骨

1a. 肋鎖韌帶壓跡（Costoclavicular ligament impression）
2a. 鎖骨下動脈溝（Subclavian groove）
3a. 圓錐狀結節（Conoid tubercle）
4a. 斜方線（Trapezoid line）
5a. 肩峰小面（Acromial facet）
6a. 胸骨小面（Sternal facet）
7a. 胸骨端（Sternal end）
8a. 骨幹（Shaft）
9a. 肩峰端（Acromial end）

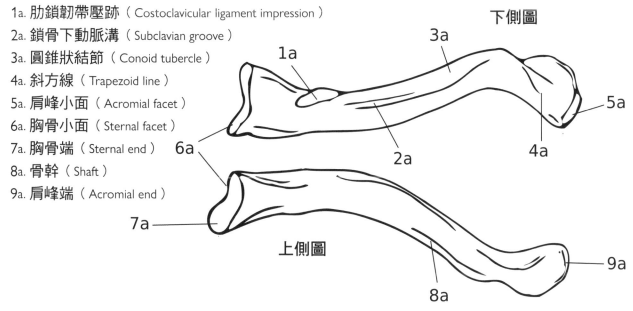

下側圖

上側圖

HUMERUS

肱骨

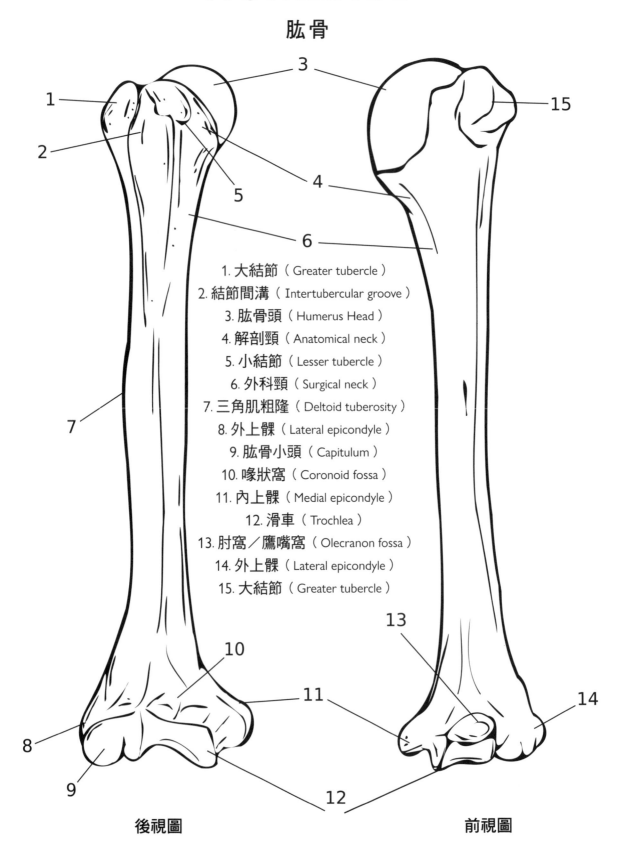

1. 大結節（Greater tubercle）
2. 結節間溝（Intertubercular groove）
3. 肱骨頭（Humerus Head）
4. 解剖頸（Anatomical neck）
5. 小結節（Lesser tubercle）
6. 外科頸（Surgical neck）
7. 三角肌粗隆（Deltoid tuberosity）
8. 外上髁（Lateral epicondyle）
9. 肱骨小頭（Capitulum）
10. 喙狀窩（Coronoid fossa）
11. 內上髁（Medial epicondyle）
12. 滑車（Trochlea）
13. 肘窩／鷹嘴窩（Olecranon fossa）
14. 外上髁（Lateral epicondyle）
15. 大結節（Greater tubercle）

後視圖　　　　　　　　　　　前視圖

POSTERIOR MUSCLES

後側的肌肉群

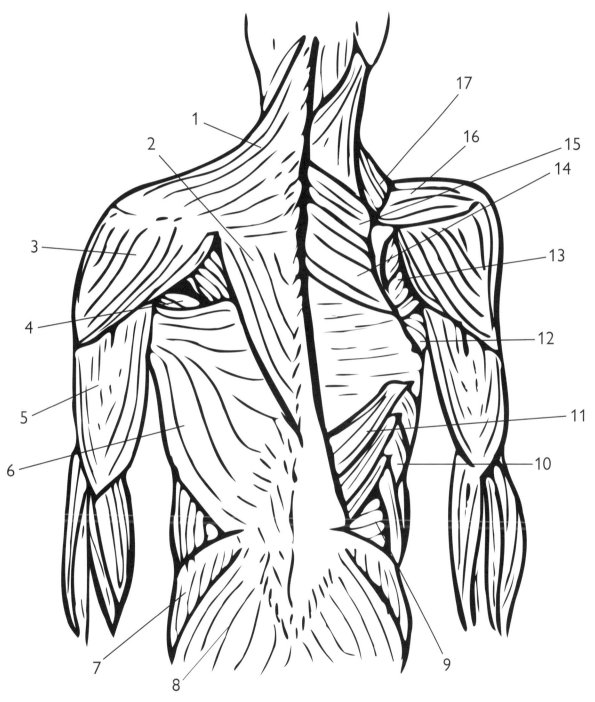

1. 斜方肌（Trapezius，下行段）
2. 斜方肌（Trapezius，上行段）
3. 三角肌（Deltoid）
4. 大圓肌（Teres major）
5. 肱三頭肌（Triceps brachii）
6. 背闊肌（Latissimus dorsi）
7. 臀中肌（Gluteus medius）
8. 臀大肌（Gluteus maximus）
9. 腹內斜肌（Internal oblique）
10. 腹外斜肌（External oblique）
11. 後鋸肌（Serratus posterior）
12. 前鋸肌（Serratus anterior）
13. 棘下肌（Infraspinatus）
14. 大菱形肌（Rhomboid major）
15. 小菱形肌（Rhomboid minor）
16. 棘上肌（Supraspinatus）
17. 提肩胛肌（Levator scapulae）

SHOULDER MUSCLES
肩部的肌肉群

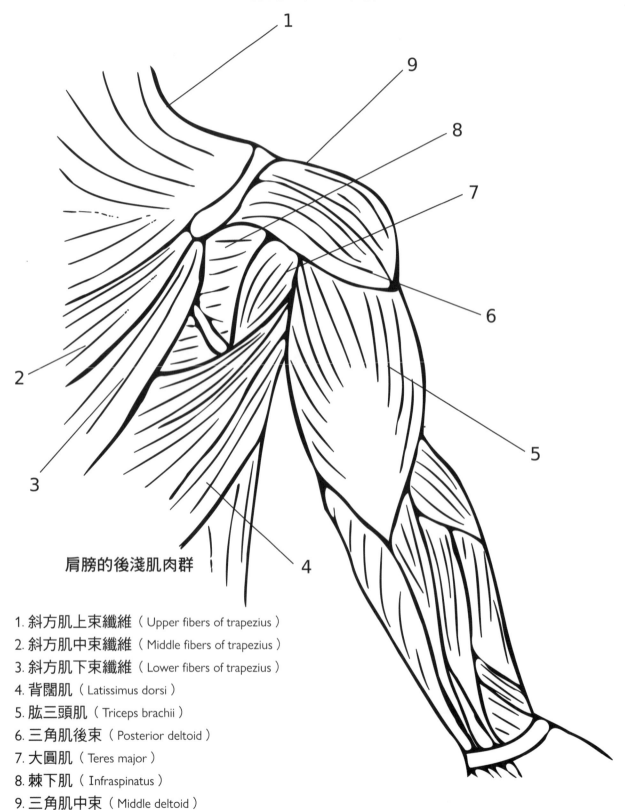

肩膀的後淺肌肉群

1. 斜方肌上束纖維（Upper fibers of trapezius）
2. 斜方肌中束纖維（Middle fibers of trapezius）
3. 斜方肌下束纖維（Lower fibers of trapezius）
4. 背闊肌（Latissimus dorsi）
5. 肱三頭肌（Triceps brachii）
6. 三角肌後束（Posterior deltoid）
7. 大圓肌（Teres major）
8. 棘下肌（Infraspinatus）
9. 三角肌中束（Middle deltoid）

SHOULDER MUSCLES

肩部的肌肉群

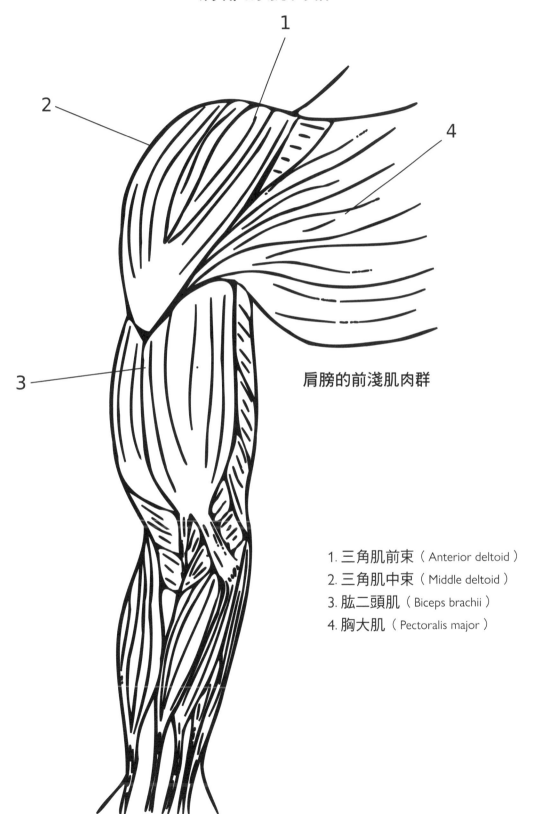

肩膀的前淺肌肉群

1. 三角肌前束（Anterior deltoid）
2. 三角肌中束（Middle deltoid）
3. 肱二頭肌（Biceps brachii）
4. 胸大肌（Pectoralis major）

肩外展和肩內收

Shoulder Abduction and Shoulder Adduction

負責肩膀外展和內收的肌肉群，分別稱為「肩外展肌群」和「肩內收肌群」。這群肌肉收縮或放鬆，可讓肱骨遠離（肩外展）或朝向（肩內收）身體中線移動。由於肩關節是身體活動最靈活的關節，強化並拉長肩外展肌群和肩內收肌群，就變得格外重要，如此才能增加肩關節的穩定性。穩固肩關節可以延長關節的壽命，並降低受傷的風險。

讓肩外展肌群動起來

首先站在門口處，採山式立姿，掌心向內朝大腿側。骨盆保持正中，腹肌略微用力，以增加胸廓穩定性。穩住你的肩胛骨並固定於肋骨架後側。首先，抬起雙臂遠離身體並朝門框接近。手背緊貼門框，讓肩外展肌活動起來。撐住力道維持30秒。反覆三到五次。

你注意到什麼現象？當你抬起雙臂之前，首先有意識地穩定肩胛骨並固定於肋骨架後側時，你的肩關節是不是感覺更穩固，也更強健？現在嘗試在沒有門框的情況下，外展你的雙臂，並嘗試保持肩胛骨的那種穩定性。你能不能使用肩關節來穩固並支撐雙臂的重量？

讓肩內收肌群動起來

採山式站姿，雙掌碰觸你的大腿外側。讓你的骨盆保持正中，腹肌略微用力，以增加胸廓的穩定性。穩住你的肩胛骨並固定於肋骨架後側。使你的上臂骨緊壓肋骨架。撐住這個力道並維持30秒。反覆三到五次。

你注意到什麼現象？會不會比你料想的還難？你有沒有感覺肩部肌肉群投入工作？

每天練習這幾項運動，以強化肩關節（身體動作最靈活的關節）的力量和穩定性。

註：穩住你的肩胛骨並固定於肋骨架後側，能幫助肩胛胸廓關節的肌肉群活動起來，並在雙臂移動時為肩關節提供支撐和穩定性。

SHOULDER ABDUCTION AND SHOULDER ADDUCTION

肩外展和肩內收

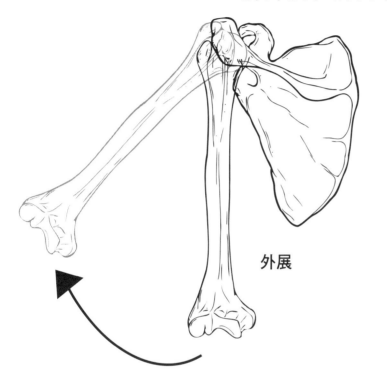

外展

肩外展
把手臂帶開，使其遠離身體中線的運動

肩內收
使手臂向內朝身體中線移動或跨越中線的運動

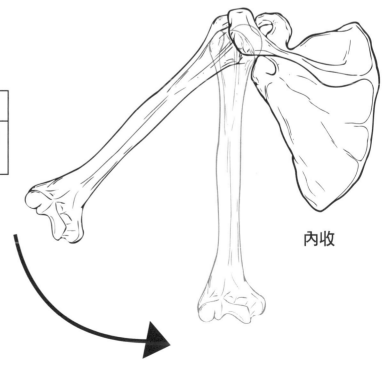

內收

肩外展肌群

Shoulder Abductors

　　肩外展肌是收縮時能把手臂帶開，使其遠離身體中線的一群肌肉。促成這項運動的肌肉包括：肱二頭肌、三角肌中束、前鋸肌、棘上肌。肩關節是活動非常靈活的關節，若是缺少讓肩膀進行全範圍運動的活動，這群肌肉就會變得虛弱，關節也會變得不穩固。一旦關節不穩固，最後還可能導致受傷。

　　為了預防受傷，進行能向外側邊外展手臂的瑜伽體位法或運動，可以強化虛弱的肩外展肌群。側平板式是很棒的體位法，能幫助強化肩部的外展肌群。倘若外展肌群變得過度緊繃，它們就會在肩部進行動作變換時導致失去平衡，還會引發不適。若想拉長肩部肌肉，練習需要手臂內收、移向身體中線或跨越中線的瑜伽體位法或運動，就可以有所幫助。

SHOULDER ABDUCTORS

肩外展肌群

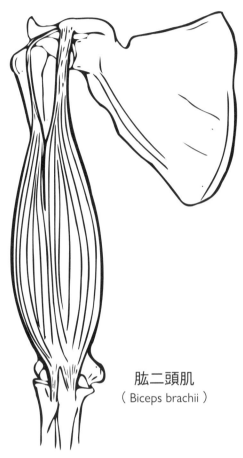

肱二頭肌
（Biceps brachii）

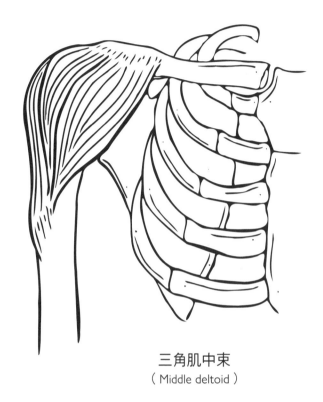

三角肌中束
（Middle deltoid）

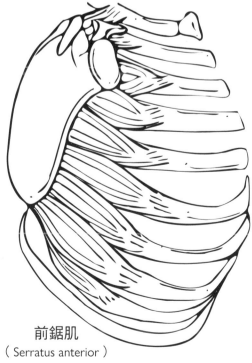

前鋸肌
（Serratus anterior）

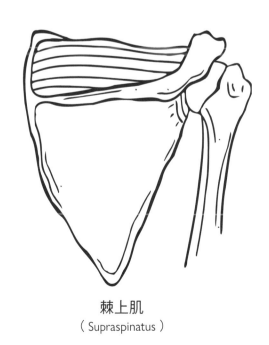

棘上肌
（Supraspinatus）

肩內收肌群
Shoulder Adductors

　　肩內收肌是收縮時能使雙臂向身體移動或跨越身體中線的一群肌肉。這群負責肩內收的肌肉是：胸大肌、背闊肌、大圓肌、肱三頭肌。當肩內收肌群過度緊繃，就會導致肩關節失去平衡，還會提高受傷的風險。

　　若想拉長縮短的肌肉，進行需要雙臂外展遠離身體的瑜伽體位法或運動，就可以幫忙讓這些肌肉增加長度。若是肩內收肌群很虛弱，肩膀的運用就會受限，也會提高受傷的風險。若想強化肩內收肌群，進行需要內收雙臂朝身體貼近的瑜伽體位法或運動，就可以幫忙強化這些肌肉的力量。斜板式和前臂平板式都能幫助強化肩內收肌群，因為這兩式都需要略微內收雙臂。

SHOULDER ADDUCTORS

肩內收肌群

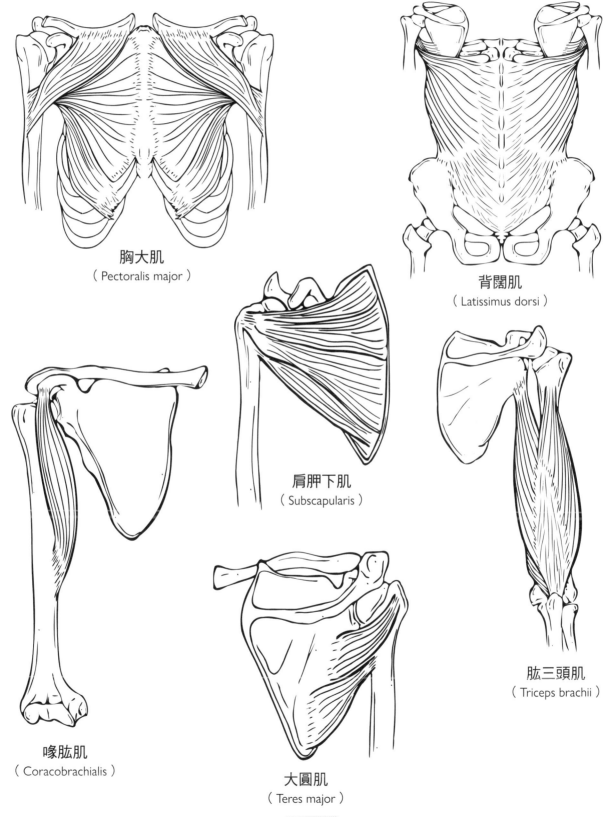

胸大肌
（ Pectoralis major ）

背闊肌
（ Latissimus dorsi ）

肩胛下肌
（ Subscapularis ）

肱三頭肌
（ Triceps brachii ）

喙肱肌
（ Coracobrachialis ）

大圓肌
（ Teres major ）

肩外旋和肩內旋

External and Internal Shoulder Rotation

肩部的外旋和內旋，是當肌肉收縮或放鬆，使肱骨旋轉遠離或朝向身體中線時做出的動作。這些肌肉分別稱為肩膀的「外旋肌群」和「內旋肌群」。為這些肌肉群增進肌力和長度，有助於穩固肩關節，並降低肩關節的受傷風險。

讓肩膀的外旋肌群動起來

採山式站姿，雙手掌心朝向大腿，於肩胛胸廓關節處穩固肩胛骨。運動起點發自肩關節，旋轉肱骨向外遠離身體中線，此時手掌會背朝大腿。保持 1～5 秒，接著鬆開回到靜止姿勢。反覆三到五次。

你注意到什麼現象？有沒有察覺到任何張力點？

讓肩膀的內旋肌群動起來

採山式站姿，掌心朝前，於肩胛胸廓關節處穩固肩胛骨。接著從肩關節開始運動，首先轉動肱骨內旋朝向身體中線，讓掌心面朝後方。保持 1～5 秒，接著鬆開回到靜止姿勢。反覆三到五次。

你注意到什麼現象？有沒有任何黏滯的運動？或者你的肩關節是否能平順移動？

每天練習這些運動，能使肩關節旋轉肌累積力量並帶來穩定性。

註：為了全面活動肩膀旋轉肌，也為了預防因不平衡的運動力矩所導致的傷害，重點在於運動起點必須發自肩關節內部，從肱骨開始接續向下旋轉下臂和腕部，切勿從腕部開始運動並接續向上旋轉下臂和肱骨並上達肩膀。

EXTERNAL AND INTERNAL SHOULDER ROTATION

肩外旋和肩內旋

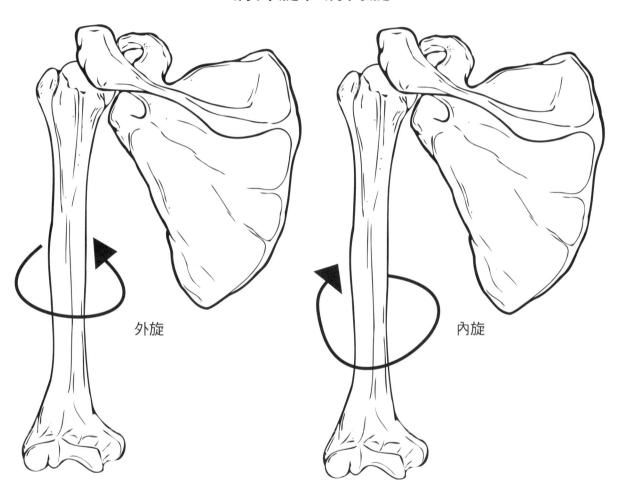

外旋

內旋

肩胛骨的後視圖

肩外旋
使手臂旋轉遠離身體中線的運動

肩內旋
使手臂朝向身體中線旋轉的運動

肩膀的外旋肌群

External Rotators of the Shoulder

外旋肌是收縮時能使手臂向外旋轉遠離身體中線的一群肌肉。負責這項動作的肌肉是：三角肌後束、棘下肌、棘上肌、小圓肌。當我們擺出懶散的不良姿勢時，雙臂往往會向前翻轉並呈內旋。一旦手臂持續內旋，外旋肌就會減少活動，也變得虛弱，隨之產生不良姿勢的惡性循環。

若想戒絕上半身懶散朝前導致內旋的不良習慣，設法拉長內旋肌並強化外旋肌，就能幫助達成這項目標。當外旋肌變得比較強健，肩關節的完整性就會開始恢復生機。能夠強化外旋肌的瑜伽體位法，包括下犬式和戰士二式（讓掌心向上朝天花板）。

在不活動的期間，讓意識察覺到你的肩胛骨，能幫助辨識姿勢習慣，同時對肩膀的外旋肌群產生比較強大的身心連結。

EXTERNAL ROTATORS OF THE SHOULDER

肩膀的外旋肌群

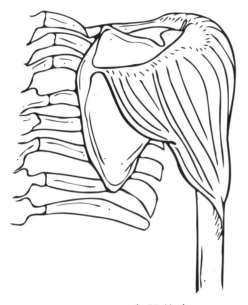

三角肌後束
（ Posterior deltoid ）

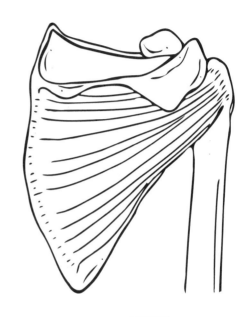

棘下肌
（ Infraspinatus ）

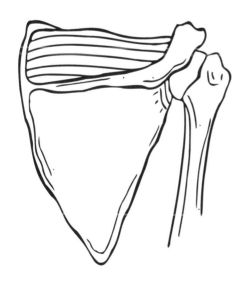

棘上肌
（ Supraspinatus ）

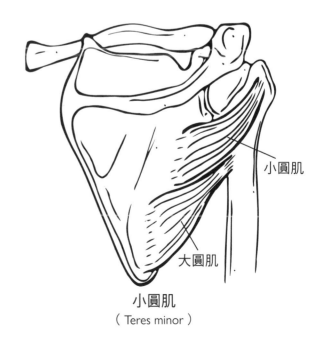

小圓肌

大圓肌

小圓肌
（ Teres minor ）

肩膀的內旋肌群
Internal Rotators of the Shoulder

　　肩膀的內旋肌，是收縮時能使手臂朝身體中線向內旋轉的一群肌肉。這些肌肉是：胸大肌、肱二頭肌、三角肌前束、肩胛下肌、背闊肌、大圓肌。不良的姿勢有可能促使肩膀的內旋肌繃緊且縮短。當這些肌肉始終保持收縮來支撐不合宜的懶散姿勢時，就會導致肩膀的其他肌肉失去平衡。

　　外旋肌群有可能變得虛弱，而且肩膀的穩定性也可能隨之弱化。既然肩關節是一處非常靈活的關節，要讓肩胛骨在所有運動範圍都保持平衡是不可能辦到的。若想與內旋肌群拮抗並拉伸它們的長度，練習能使手臂外旋遠離身體中線的瑜伽體位法和運動，有助於達成拉長的目標。能使手臂做出外旋動作的體位法，包括下犬式和嬰兒式（讓掌心朝天花板）。

　　一旦內旋肌群的長度拉伸且恢復了平衡，練習能使手臂做出內旋動作的瑜伽體位法，就可以幫助強化這些肌肉。這類體位法包括鷹式和反轉祈禱式。拉長並強化內旋肌群的第一個步驟，是覺知體內的運動。

INTERNAL ROTATORS
OF THE SHOULDER

肩膀的內旋肌群

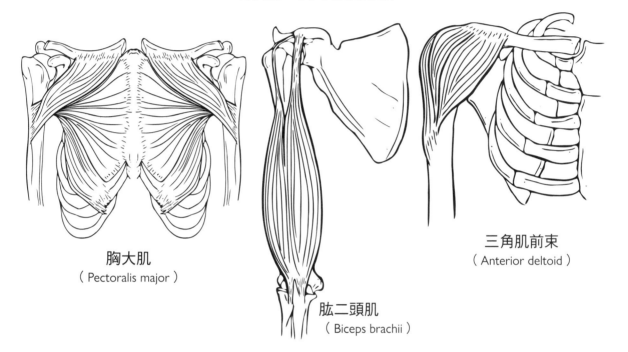

胸大肌
（Pectoralis major）

肱二頭肌
（Biceps brachii）

三角肌前束
（Anterior deltoid）

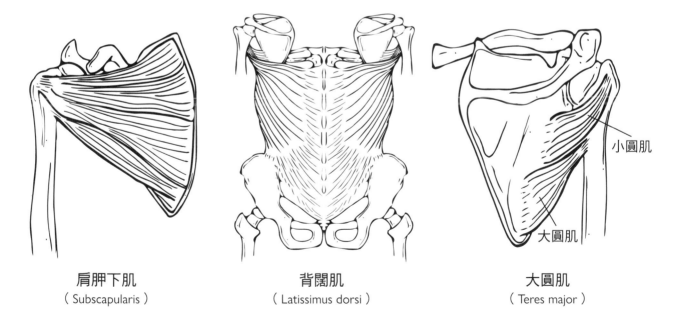

肩胛下肌
（Subscapularis）

背闊肌
（Latissimus dorsi）

大圓肌
（Teres major）

小圓肌

大圓肌

肩屈曲和肩伸展

Shoulder Flexion and Shoulder Extension

肩屈曲和肩伸展是肌肉收縮或放鬆，引發使肱骨在空間裡向前（肩屈曲）或朝後（肩伸展）移動的運動。這些運動包括戰士一式的起始動作，或是把雙臂擺在後方做半反向棒式。這些肌肉分別稱為「肩屈肌群」和「肩伸肌群」，也有助於增加肩關節的穩定性，幫助降低肩關節受傷的風險。

讓肩屈肌群動起來

採山式站姿，掌心朝向大腿，骨盆保持正中，腹肌略微用力以增加胸廓的穩定性。讓肩胛胸廓關節保持穩定。首先向前抬起雙臂，移動到頭頂上方，而且不要讓肋骨架突出伸向前。維持30秒。

當你抬高雙臂時，注意到肩胛骨有什麼現象？你能不能感受它們如何移動？

讓肩伸肌群動起來

採山式立姿，掌心朝向大腿，脊椎保持正中，腹肌略微用力以增加胸廓穩定性。讓肩胛胸廓關節保持穩定。首先把你的雙臂盡力向後推到最遠處，但不要推到發痛。維持30秒。

你注意到什麼現象？這項運動做起來很輕鬆又平常嗎？或者是很困難又陌生呢？把肩膀向後推動時，你能不能察覺自己的肩胛骨如何移動？

結合這些運動，並反覆做五到十次。

註：當肩膀屈曲，手臂向前並抬高到頭頂上方時，肩胛骨在背側下壓並從身體中線前突向外。當肩膀伸展，手臂向下並向後移動時，肩胛骨上提並朝中線回縮。

SHOULDER FLEXION AND SHOULDER EXTENSION

肩屈曲和肩伸展

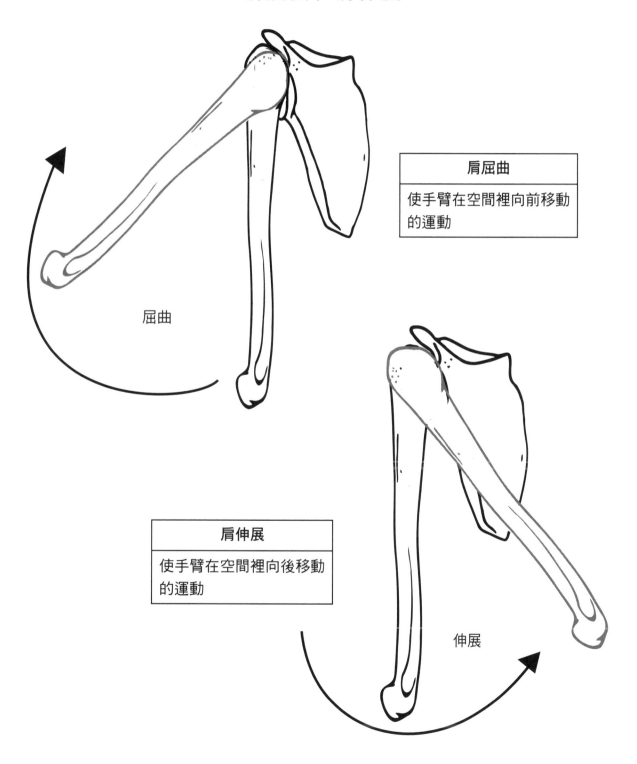

肩屈曲

使手臂在空間裡向前移動的運動

屈曲

肩伸展

使手臂在空間裡向後移動的運動

伸展

肩屈肌群
Shoulder Flexors

　　肩膀的屈肌是收縮時能使手臂在空間裡向前移動的一群肌肉。當手臂外伸拿東西，或者高舉過頭時，肩膀便做出屈曲動作。協同運作促成肩屈曲的肌肉是：三角肌前束、肱二頭肌、喙肱肌、胸大肌。

　　當肩屈肌群過度緊繃，從事深度肩伸展時就可能變得不穩定，還會導致肩伸肌群虛弱。為了拉長肩屈肌群，練習反向棒式和駱駝式等瑜伽體位法，或者能使手臂在肩關節處伸展的運動，都能為肩屈肌群增加長度。

　　倘若肩屈肌群活動過少，抬起重物的能力就會降低，受傷的風險也可能提高。為了增強肩屈肌群的力量，可以練習能使手臂在空間裡向前移動的瑜伽體位法和運動。這類體位法包括斜板式和下犬式。

SHOULDER FLEXORS

肩屈肌群

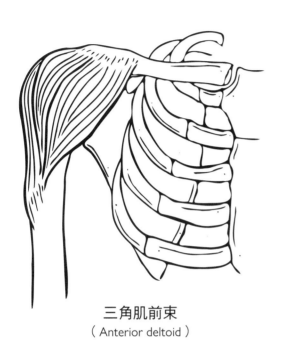

三角肌前束

（Anterior deltoid）

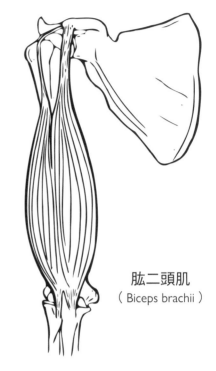

肱二頭肌

（Biceps brachii）

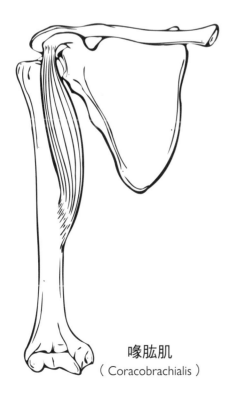

喙肱肌

（Coracobrachialis）

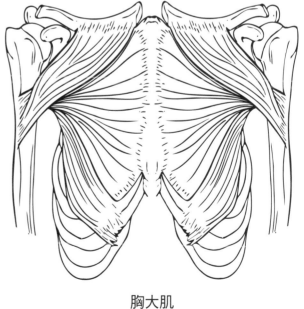

胸大肌

（Pectoralis major）

肩伸肌群
Shoulder Extensors

　　肩伸肌是收縮時能使手臂在空間裡向後移動的一群肌肉。反向棒式和駱駝式等體位法都會做出手臂伸展的動作。由於日常活動都以手臂向前運動為主，肩伸肌群經常使用不足。若肌肉欠缺活動，時間久了就會變得虛弱。

　　練習能使手臂做出伸展動作的瑜伽體位法和運動，就能強健肩伸肌群的肌力。這類瑜伽體位法包括反向棒式、駱駝式和蝗蟲式，進行時手臂需擺在背後。強化這些肌肉之後，會開始讓肩胛骨恢復平衡和活動性，就能增進肩關節的壽命和健康。

SHOULDER EXTENSORS

肩伸肌群

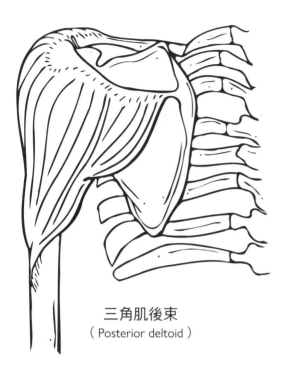

三角肌後束
（ Posterior deltoid ）

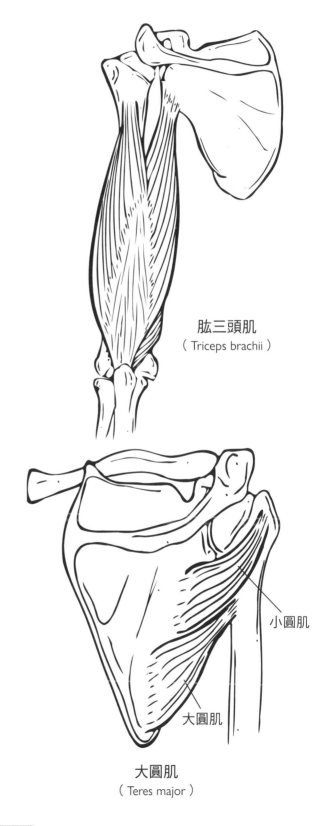

肱三頭肌
（ Triceps brachii ）

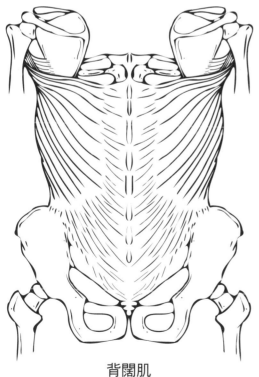

背闊肌
（ Latissimus dorsi ）

小圓肌

大圓肌

大圓肌
（ Teres major ）

肩胛回縮和肩胛前突
Scapular Retraction and Scapular Protraction

肩胛回縮和肩胛前突，是使肩胛骨滑動朝向（回縮）或遠離（前突）身體中線的運動。肩胛骨回縮的動作，經常與肩膀伸展和脊椎伸展搭配進行，而肩胛骨前突的動作，則經常與肩膀屈曲和脊椎屈曲搭配進行。強健且平衡的肩胛縮肌群和肩胛突伸肌群，能幫助穩固（位於肩胛骨和肋骨架之間的）肩胛胸廓關節，進而幫助整個肩關節做出穩定、健康的運動。

讓肩胛縮肌群動起來

從雙手和雙膝著地的姿勢開始，脊椎保持正中。肩膀與手腕對齊，掌心平均撐地。髖部與膝蓋正中對齊，重量經由脛骨對地面施力。穩固肩胛胸廓關節，首先向地面伸展整條脊椎並進入牛式。抬頭向上仰望天花板。維持這個姿勢10～30秒，輕鬆呼吸。恢復脊椎正中位置。

你注意到什麼現象？你能不能察覺肩胛骨回縮且彼此接近？做這項運動是否感覺僵硬、虛弱？或者強健、穩固？

讓肩胛突伸肌群動起來

從雙手和雙膝著地的姿勢開始，脊椎保持正中，穩固肩胛胸廓關節並開始屈曲整條脊椎，使其呈圓弧狀朝天花板鼓起並形成貓式。低頭看你底下的方向。維持這個姿勢10～30秒。

你注意到什麼現象？是不是感覺肩胛骨間緊繃的肌肉拉長了，也放鬆了？這或許顯示你經常動用那群縮肌。

結合這些運動十次，並運用脊椎進行貓式和牛式系列。

SCAPULAR RETRACTION AND SCAPULAR PROTRACTION

肩胛回縮和肩胛前突

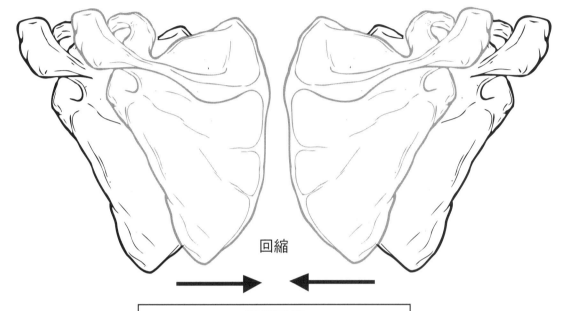

回縮

肩胛回縮
使肩胛骨朝身體中線滑動的運動

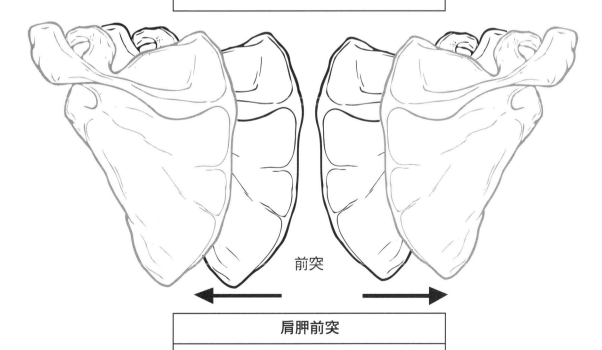

前突

肩胛前突
使肩胛骨向外滑動遠離身體中線的運動

肩胛縮肌群
Scapular Retractors

　　肩胛縮肌是收縮時能使肩胛骨向內朝身體中線移動的一群肌肉。這群肌肉也稱為「肩胛內收肌群」，負責回縮肩胛骨的肌肉是：斜方肌（橫束纖維）、大菱形肌、小菱形肌、前鋸肌。若是肩胛縮肌群變得虛弱，肩關節就會不穩固，而且在練習把體重擺在肩關節的瑜伽體位法時，受傷的機率還會增加。練習需要回縮肩胛骨的瑜伽體位法或運動，能為這群肌肉增強力量，並為它們預做準備，使其能夠完成承擔更多重量的瑜伽體位法。牛式和魚式是能回縮肩胛骨，並為肩胛縮肌群增強力量的兩種體位法。

SCAPULAR RETRACTORS
肩胛縮肌群

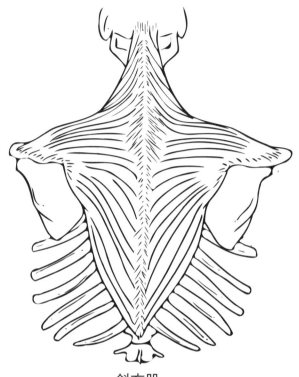

斜方肌
（Trapezius，橫束纖維）

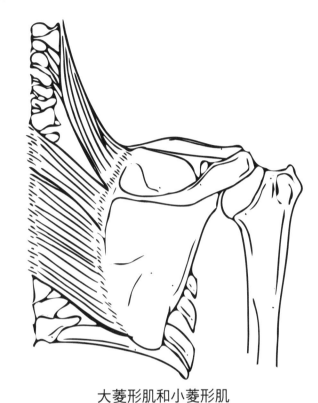

大菱形肌和小菱形肌
（Rhomboid major and minor）

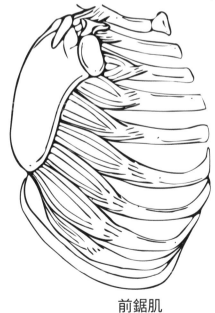

前鋸肌
（Serratus anterior）

肩胛突伸肌群
Scapular Protractors

　　肩胛突伸肌群也稱為「肩胛外展肌群」，這是在手臂外展時收縮而使肩胛骨向外滑動，遠離中線的一群肌肉。這能為抬高的手臂扎下強健穩固的基礎。能引致前突動作的肌肉是：胸小肌、胸大肌、前鋸肌。

　　倘若突伸肌群變得虛弱，則它們在運動時支撐手臂的能力就會減弱，肩關節也會變得較不穩固。練習需要外展手臂和肩胛骨的瑜伽體位法或運動，能為負責前突的伸肌群增強力量，例如側平板式就是需要肩胛前突的體位法。

SCAPULAR PROTRACTORS
肩胛突伸肌群

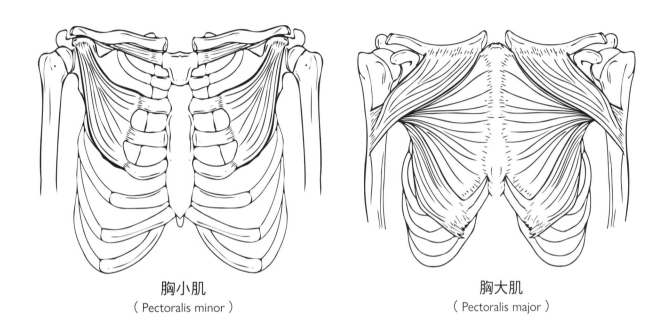

胸小肌
（Pectoralis minor）

胸大肌
（Pectoralis major）

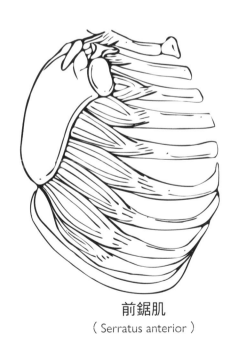

前鋸肌
（Serratus anterior）

肩胛上旋和肩胛下旋

Upward Rotation and Downward Rotation of the Scapula

肩胛上旋和肩胛下旋是旋轉肩胛骨下端，使其遠離（上旋）或朝向（下旋）身體中線的運動。肩胛骨上旋通常會搭配肩外展動作，而肩胛骨下旋則經常搭配肩內收動作。讓上旋肌群和下旋肌群常保強健、平衡，有助於穩固肩胛胸廓關節／肩關節執行穩定、健康的運動。

讓上旋肌群動起來

採山式站姿，掌心朝前，穩固肩胛胸廓關節。讓骨盆保持穩定，並使腹肌投入工作。從肩部（而非腕部）開始運動，首先外展雙臂過頭。手臂維持在頭頂上方10～30秒。

讓下旋肌群動起來

採山式站姿，雙臂高舉過頭，保持肩胛胸廓關節穩定，並內收雙臂回到兩側。

結合這兩項運動並重複做五到十次。

你注意到什麼現象？你的肩關節是不是覺得很穩固？虛弱？強健？當你的雙臂活動時，能不能察覺肩胛骨向內、向外旋轉？

UPWARD ROTATION AND DOWNWARD ROTATION OF THE SCAPULA

肩胛上旋和肩胛下旋

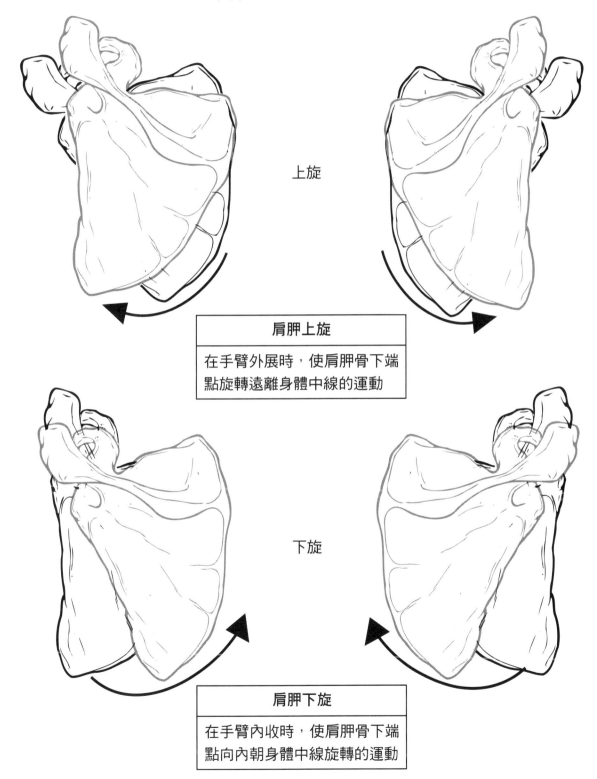

上旋

肩胛上旋

在手臂外展時，使肩胛骨下端點旋轉遠離身體中線的運動

下旋

肩胛下旋

在手臂內收時，使肩胛骨下端點向內朝身體中線旋轉的運動

肩胛上旋肌群
Scapular Upward Rotators

　　肩胛上旋肌是在手臂外展、屈曲時，收縮旋轉肩胛骨，並使其下角遠離身體中線的一群肌肉。負責使肩胛骨上旋的肌肉是：斜方肌、前鋸肌。

　　當上旋肌群變得虛弱時，會導致肩關節不穩，從而在運動時提高受傷的風險。需要肩膀做出上旋動作的瑜伽體位法或運動，能為上旋肌群增強力量。戰士一式需要手臂高舉過頭，可以強化肩胛骨上旋肌的力量。為了確保上旋肌群有效運作，嘗試在舉高手臂時有意識地穩固肩胛骨，就能幫助身體活動並強化上旋肌群的力量。

SCAPULAR UPWARD ROTATORS

肩胛上旋肌群

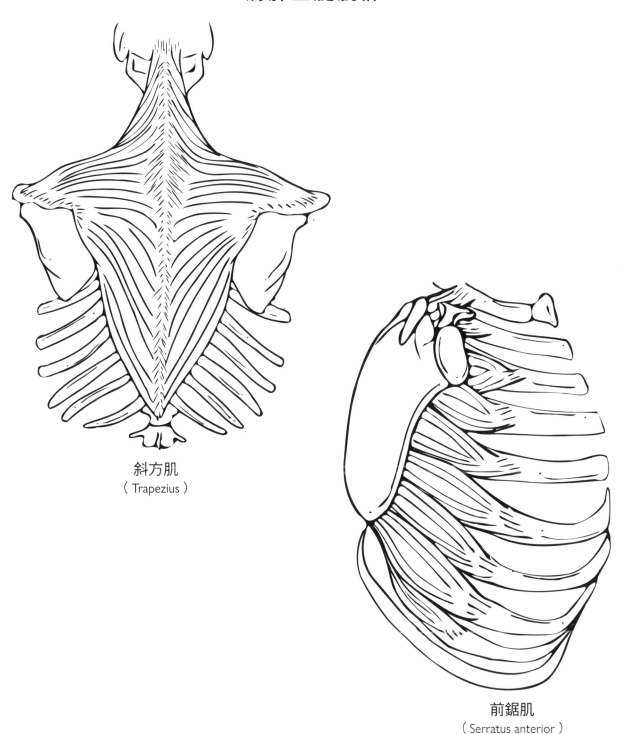

斜方肌
（Trapezius）

前鋸肌
（Serratus anterior）

肩胛下旋肌群
Scapular Downward Rotators

　　肩胛下旋肌是收縮時能旋轉肩胛骨下角，使其向內朝中線旋轉的一群肌肉。這種肩胛骨旋轉，發生在手臂內收朝身體靠近的時候。負責使肩胛骨下旋的肌肉是：胸小肌、鎖骨下肌、胸大肌、背闊肌。

　　當這些肌肉虛弱時，你做內收運動時肩關節就會變得不穩。反覆練習戰士一式和戰士二式，或者進行讓手臂高舉過頭又重新朝身體靠近的運動，都能幫助強化肩胛骨下旋肌群。為了確保這群肌肉能有效運作，當你移動雙臂高舉過頭又降到下方時，有意識地穩固你的肩胛骨，就能幫助下旋肌群活動起來，並能為這群肌肉增強力量。

SCAPULAR DOWNWARD ROTATORS

肩胛下旋肌群

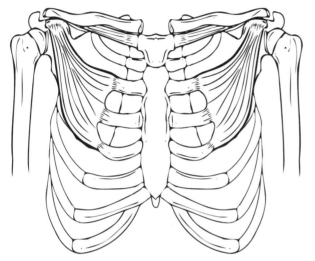

胸小肌（Pectoralis minor）和
鎖骨下肌（Subclavius）

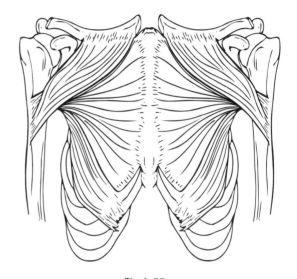

胸大肌
（Pectoralis major）

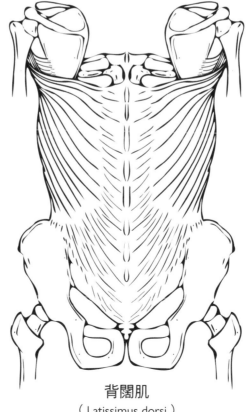

背闊肌
（Latissimus dorsi）

肩胛上提和肩胛下壓
Scapular Elevation and Scapular Depression

　　肩胛上提和下壓，是當肌肉收縮以舉高或降下肩胛骨時，所發生的運動。肩胛上提通常搭配肩伸展，而肩胛下壓則經常搭配肩屈曲。強健且平衡的肩胛上提肌群和肩胛下壓肌群，能協助穩固肩胛胸廓，也能在手臂移動時為整個肩關節提供支撐和穩定性。穩固的肩關節能促成有效而健康的運動，並延長關節的壽命。

讓肩胛上提肌群動起來

　　採山式站姿，在肩胛胸廓關節處穩固你的肩膀。不要移動雙臂，嘗試向上抬高肩胛骨，使它們朝頭部向上滑動。這項運動的幅度很小。切勿聳肩朝耳朵接近。

讓肩胛下壓肌群動起來

　　採山式站姿，穩固肩胛胸廓關節，並向上抬高肩胛骨。接著，下壓肩胛骨，讓它們朝雙腳方向下滑。

　　結合這兩項運動，讓肩胛骨沿著脊椎抬高、降低。重複進行十至二十次。
　　你注意到什麼現象？你能不能感受到肩胛骨部位的肌肉投入工作，將肩胛骨向上、向下推動？有沒有任何部位感到緊張或放鬆？

SCAPULAR ELEVATION AND SCAPULAR DEPRESSION

肩胛上提和肩胛下壓

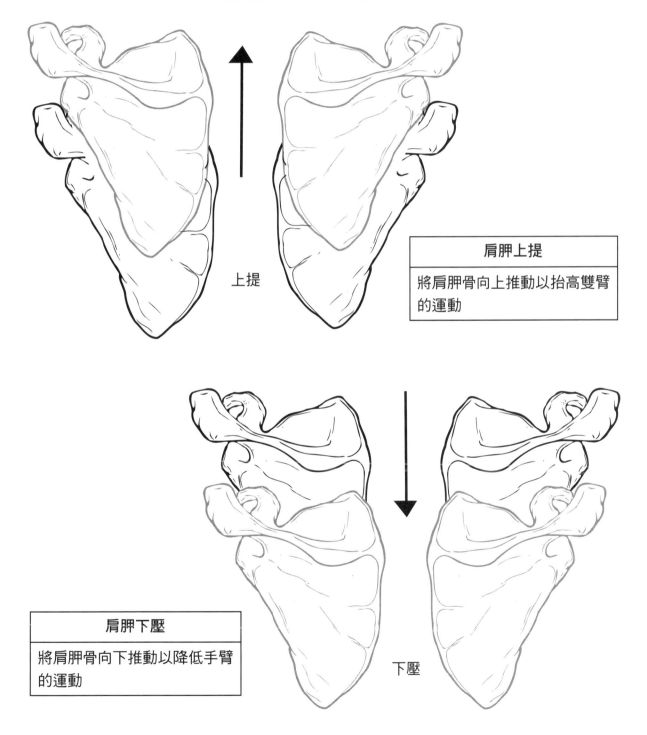

上提

肩胛上提
將肩胛骨向上推動以抬高雙臂的運動

肩胛下壓
將肩胛骨向下推動以降低手臂的運動

下壓

肩胛上提肌群
Scapular Elevators

肩胛上提肌群是收縮時能向上抬高肩胛骨的一群肌肉。當手臂從抬高的姿勢轉為壓低的姿勢時，肩胛骨便從下壓狀態向上提高。促使肩胛上提的肌肉是：斜方肌（下行纖維）、大菱形肌、小菱形肌、提肩胛肌。

倘若上提肌群變得緊繃，肩胛骨就會被向上牽動，產生肩膀聳高的結果。這種姿勢會使肩關節偏離中軸，並導致肩關節不適。若想拉長上提肌群，練習需要手臂高舉過頭且使肩胛骨下壓的體位法，有助於為肩胛上提肌群增加長度。倘若你覺得肩胛上提肌群很緊繃，嘗試在手臂移動到頭頂上方時，主動（並溫和地）下壓肩胛骨。這有助於讓肩膀下壓肌群活動起來，並發信號要上提肌群拉伸長度。

若是這些肌肉變得虛弱，則運動時肩胛骨就會變得不穩，進而提高受傷的風險。為了強化肩胛上提肌群，練習需要手臂做出內收動作且使肩胛骨上提的瑜伽體位法或運動，就能為這些肌肉增強力量。

SCAPULAR ELEVATORS
肩胛上提肌群

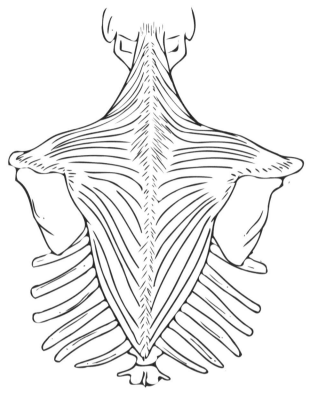

斜方肌
（Trapezius，下行纖維）

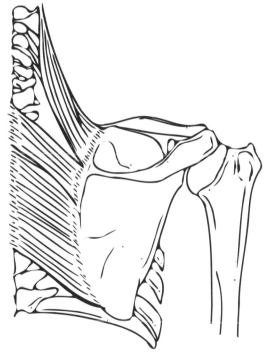

大菱形肌和小菱形肌（Rhomboid major and minor）與
提肩胛肌（Levator scapulae）

肩胛下壓肌群
Scapular Depressors

肩膀下壓肌是收縮時能使肩胛骨沿後背下滑的一群肌肉。手臂舉起時，肩胛骨便會下壓。促使肩胛骨下壓的肌肉是：胸小肌、鎖骨下肌、背闊肌，以及斜方肌（上行纖維）。

當肩膀下壓肌群緊繃時，肩關節就會感覺僵硬並侷限了行動的靈活性。若想拉長肩膀下壓肌群，練習需要高舉或上提肩胛骨的瑜伽體位法和運動，便有助於放鬆下壓肌群。

倘若肩膀下壓肌群變得虛弱，肩關節可能會變得不穩固，還會提高受傷的風險。若想強化肩膀下壓肌群，練習能使肩膀做出下壓動作的瑜伽體位法和運動，就能為這群肌肉增強力量。樹式和戰士一式等瑜伽體位法都需要雙臂高舉，這會壓低肩胛骨並開始強化下壓肌群。

SCAPULAR DEPRESSORS

肩胛下壓肌群

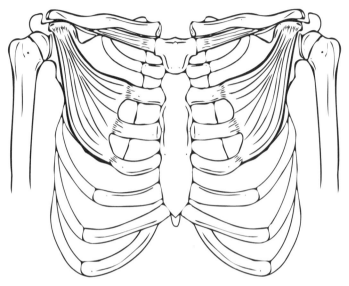

胸小肌（Pectoralis minor）和
鎖骨下肌（Subclavius）

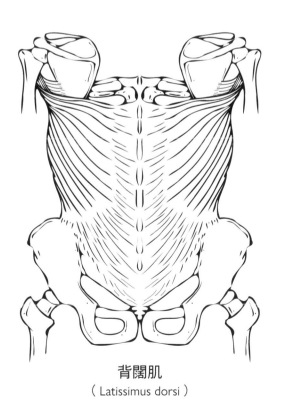

背闊肌
（Latissimus dorsi）

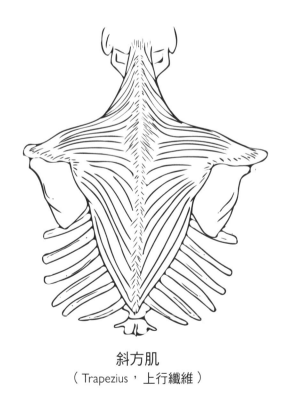

斜方肌
（Trapezius，上行纖維）

三角肌前束
Anterior Deltoid

　　三角肌位於肩膀的側面圓鼓部位。這條肌肉包覆肩盂肱骨關節,能促成形式繁多的運動。由於運動種類變化繁多,三角肌可以區隔成以下三個部分:三角肌前束、三角肌中束、三角肌後束。三角肌能引致種種不同運動,表示這條肌肉本身就彼此拮抗。

　　三角肌前束是三角肌的前面部分。三角肌前束起於鎖骨外側三分之一段,延伸跨越肩關節前部,止端附著於肱骨的三角肌粗隆。當三角肌前束的肌纖維收縮時,便會促使肱骨在肩盂肱骨關節屈曲並內旋。

　　三角肌前束過緊時就會縮短,還會在肩膀伸展時侷限該肌肉的拉長能力。若要拉長這些肌肉,和緩地練習能使肩膀做出伸展動作的瑜伽體位法或運動,就能發揮為三角肌前束增加長度的功效。

　　倘若三角肌前束由於欠缺活動而變得虛弱,進行手倒立式和四肢支撐式等體位法時,肩關節就會變得不那麼穩定。這有可能提高肩關節受傷的風險。若想強化三角肌前束的力量,練習能以屈曲方式逐漸增加肌肉重量負荷的體位法或運動,就能開始強化這些肌肉的力量。

　　有些體位法(如下犬式和海豚式等)能把重量施加於三角肌前束,可以強化肩關節,鍛鍊肌肉的承重能力,並為練習其他體位法預做準備。舉例來說,當三角肌前束收縮來使手臂向前屈曲,三角肌後束就會拉長,反之亦然。

ANTERIOR DELTOID

三角肌前束

作用：在肩關節處的手臂屈曲和內旋動作	
起端：鎖骨外側三分之一段落	
止端：肱骨的三角肌粗隆	
作用肌： 屈曲：肱二頭肌（biceps brachii）、 　　　喙肱肌（coracobrachialis）、 　　　胸大肌（pectoralis major）	
拮抗肌： 屈曲：三角肌後束（posterior deltoid）、 　　　肱三頭肌（triceps brachii）、 　　　背闊肌（latissimus dorsi）、 　　　胸大肌（pectoralis major）、 　　　大圓肌（teres major）	
體位法： 收縮：下犬式、手倒立式、牛式 拉長：反向棒式	

三角肌前束
（Anterior Deltoid）

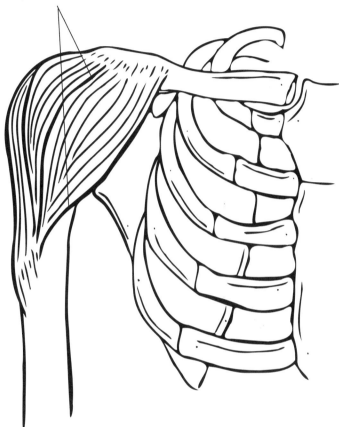

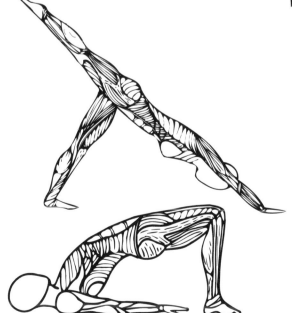

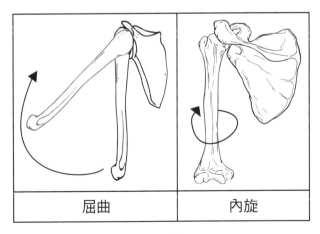

屈曲	內旋

後視圖

三角肌中束
Middle Deltoid

　　三角肌中束是三角肌的一個部分，起於肩胛骨的肩峰，接著向下沿肱骨延伸，止端附著於肱骨的三角肌粗隆。當三角肌中束的肌纖維收縮，就會拉動手臂做出外展動作。倘若三角肌中束變得虛弱，它們在外展時承重的能力就會降低，而且運動時肩關節受傷的機率也會提高。

　　能使手臂做出外展動作的體位法或運動，可增強三角肌中束的力量。側平板式讓手臂外展，並使肩關節承擔重量，讓三角肌中束有機會強化肌力。倘若側平板式讓肩關節承擔了過大的重量，並出現疼痛和不適，那麼改採側平板式的一種變體，讓膝蓋觸地下壓，就能幫助減輕肩膀所承受的部分重量。這讓三角肌中束得以在較輕的重量負荷下，慢慢地養成肌力。倘若肌肉感覺緊繃，練習讓手臂內收的瑜伽體位法或運動，就能拉長三角肌中束的纖維。

MIDDLE DELTOID

三角肌中束

作用：在肩關節處的手臂外展
起端：肩胛骨的肩峰
止端：肱骨的三角肌粗隆
作用肌： 三角肌前束（anterior deltoid）、 三角肌後束（posterior deltoid）
拮抗肌： 背闊肌（latissimus dorsi）、 胸大肌（pectoralis major）、 大圓肌（teres major）、 肱三頭肌（triceps brachii）
體位法： 收縮：側平板式、戰士二式 拉長：鷹式

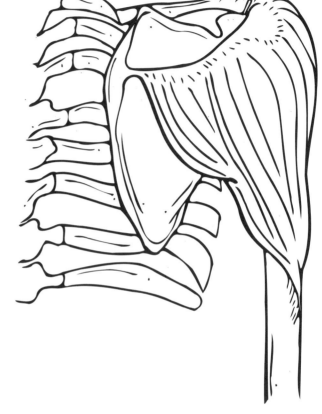

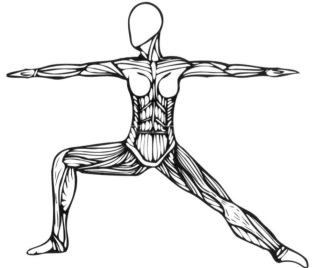

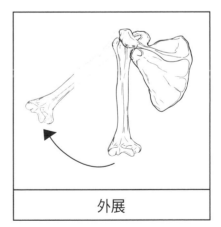

外展

後視圖

三角肌後束
Posterior Deltoid

　　三角肌後束是三角肌的一個部分，位於肩膀後側。它起於肩胛骨的髃棘，隨後與三角肌的其他部分會合，止端附著於肱骨的三角肌粗隆。三角肌後束的纖維收縮，會使肩關節伸展並外旋。

　　在這個面朝前方的世界裡，三角肌後束經常被忽視。由於肩膀從事向前屈曲動作的機會相當多，很容易就會忽略肩關節的伸展動作。若是欠缺伸展動作，會導致三角肌後束變得虛弱或活動力不足。為了使這些肌肉增強力量，練習使手臂進行伸展動作的瑜伽體位法或運動，就能讓三角肌後束動起來，並增強它們的力量。

　　有兩種體位法能為三角肌後束增強力量，它們是：反向棒式，以及一種需要雙膝彎曲九十度角的反向棒式變體。

　　有關三角肌還有一個特徵值得一提，那就是當三角肌後束收縮以使手臂伸展或外旋時，三角肌前束就會拉長。

POSTERIOR DELTOID

三角肌後束

作用：在肩關節處的手臂伸展和外旋

起端：肩胛骨的髁棘

止端：肱骨的三角肌粗隆

作用肌：
伸展：肱三頭肌（triceps brachii，長頭）、
　　　背闊肌（latissimus dorsi）、
　　　胸大肌（pectoralis major）、
　　　大圓肌（teres major）
外旋：棘下肌（infraspinatus）、
　　　大圓肌（teres major）

拮抗肌：
伸展：三角肌前束（anterior deltoid）、
　　　肱二頭肌（biceps brachii）、
　　　喙肱肌（coracobrachialis）、
　　　胸大肌（pectoralis major）
外旋：三角肌前束（anterior deltoid）、
　　　大圓肌（teres major）、
　　　背闊肌（latissimus dorsi）、
　　　胸大肌（pectoralis major）、
　　　肩胛下肌（subscapularis）

體位法：
收縮：反向棒式
拉長：斜板式

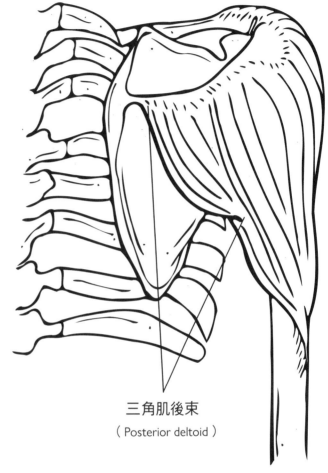

三角肌後束

（Posterior deltoid）

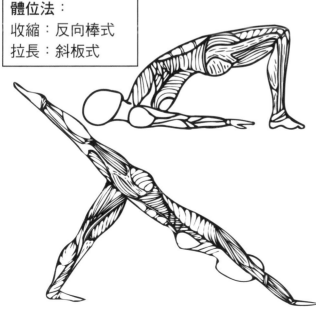

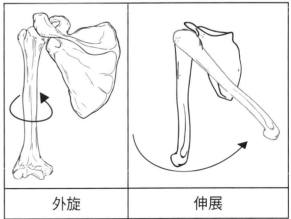

外旋	伸展

後視圖

肱二頭肌
Biceps Brachii

　　肱二頭肌是一條具有多頭的肌肉，擁有兩個起端。這條肌肉區分兩頭：長頭和短頭。長頭起於肩胛骨的盂上結節，短頭則起於肩胛骨的喙突。肱二頭肌向下伸展，跨越肘關節，止端附著於橈骨的橈骨粗隆。

　　由於肱二頭肌跨越兩處關節，即肩關節和肘關節，因此它能引致多重運動。當收縮時，肱二頭肌會引致前臂的屈曲和旋後動作，並協助肱骨在肩關節處的屈曲、外展和內旋。肱二頭肌還扮演為肩膀帶來穩定性的角色。

BICEPS BRACHII
肱二頭肌

作用：肘關節的屈曲和旋後。肩關節的屈曲和穩固，肱骨的外展和內旋。

起端：肩胛骨的盂上結節（長頭）；肩胛骨的喙突（短頭）。

止端：橈骨粗隆

作用肌：
肘關節的屈曲：肱肌（brachialis）、
　　　　　肱橈肌（brachioradialis）
肩膀部位的手臂屈曲：
　　　三角肌前束（anterior deltoid）、
　　　喙肱肌（coracobrachialis）、
　　　胸大肌（pectoralis major）
旋後：旋後肌（supinator）

拮抗肌：
肘關節的屈曲：肱三頭肌（triceps brachii）、
　　　　　肘肌（anconeus）
肩膀部位的手臂屈曲：
　　　三角肌後束（posterior deltoid）、
　　　肱三頭肌（triceps brachii，長頭）、
　　　背闊肌（latissimus dorsi）、
　　　胸大肌（pectoralis major）、
　　　大圓肌（teres major）
旋後：旋前圓肌（pronator teres）、
　　　旋前方肌（pronator quadratus）

體位法：
收縮：鶴式、四肢支撐式、半眼鏡蛇式
拉長：斜板式、貓式、牛式、戰士一式和
　　　戰士二式

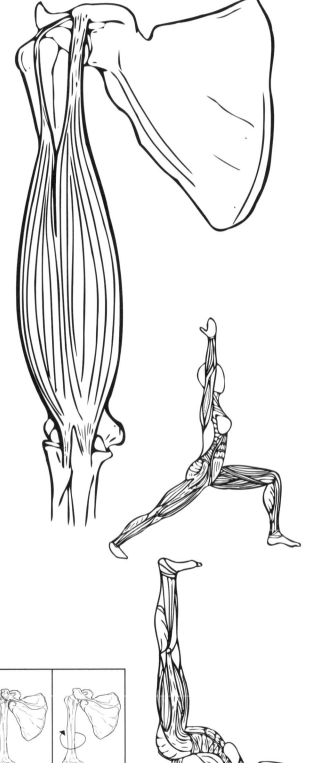

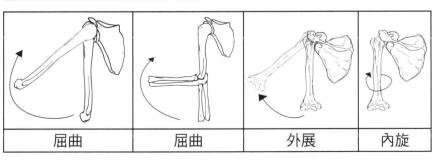

| 屈曲 | 屈曲 | 外展 | 內旋 |

後視圖

喙肱肌
Coracobrachialis

　　喙肱肌位於肱骨前面上半部的內側，它和肱二頭肌（短頭）與胸小肌共用一處位於肩胛骨喙突的起端。喙肱肌向下延伸，止端附著於肱骨小粗隆的骨嵴上。喙肱肌收縮時，能協助肱骨在肩關節處屈曲、內收與內旋。

CORACOBRACHIALIS

喙肱肌

作用：肱骨在肩關節處的屈曲、內收和內旋

起端：肩胛骨的喙突

止端：肱骨小粗隆的骨嵴

作用肌：
屈曲：三角肌前束（anterior deltoid）、
　　　肱二頭肌（biceps brachii）、
　　　胸大肌（pectoralis major）
內收：背闊肌（latissimus dorsi）、
　　　大圓肌（teres major）、
　　　胸大肌（pectoralis major）、
　　　肱三頭肌（triceps brachii，長頭）

拮抗肌：
屈曲：三角肌後束（posterior deltoid）、
　　　肱三頭肌（triceps brachii，長頭）、
　　　背闊肌（latissimus dorsi）、
　　　胸大肌（pectoralis major）、
　　　大圓肌（teres major）
內收：三角肌中束（middle deltoid）、
　　　棘上肌（supraspinatus）

體位法：
收縮：斜板式
拉長：反向棒式、戰士一式

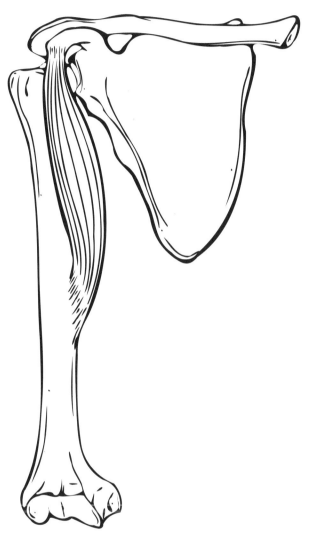

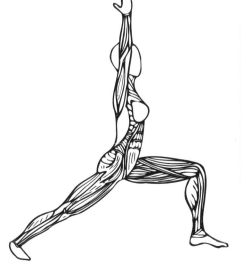

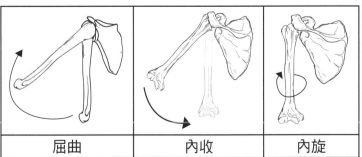

| 屈曲 | 內收 | 內旋 |

後視圖

棘下肌
Infraspinatus

　　棘下肌是構成旋轉肌群（又稱旋轉肌袖）的四條肌肉之一。它起於肩胛骨後側的棘下窩，延伸跨越肩盂肱骨關節，接著附著於肱骨的大粗隆。棘下肌的纖維收縮時，便拉動肱骨外旋。

　　當姿勢習慣開始偏向內旋，棘下肌就會變得虛弱。由於棘下肌也具有穩固肩膀的作用，當它變得虛弱，肩膀的穩定性就變差了。當棘下肌變得虛弱或過於緊繃時，肌腱或肌肉在運動時撕裂的風險，就會跟著提高。

　　練習使手臂做出外旋動作的瑜伽體位法或運動，能為棘下肌帶來力量和穩定性。戰士二式（掌心朝向天空）和下犬式，這兩種體位法都能使手臂做出外旋動作，因此也能為棘下肌增強力量。強健、穩固的肩關節能降低受傷風險，從而延長關節的壽命。

INFRASPINATUS

棘下肌

作用：在肩關節處使手臂外旋、穩固肩關節
起端：肩胛骨的棘下窩
止端：肱骨的大粗隆
作用肌： 三角肌後束（posterior deltoid）、 棘上肌（supraspinatus）、 大圓肌（teres major）、 小圓肌（teres minor）、 肩胛下肌（subscapularis）
拮抗肌： 胸大肌（pectoralis major）、 肩胛下肌（subscapularis）、 背闊肌（latissimus dorsi）、 大圓肌（teres major）、 喙肱肌（coracobrachialis）、 三角肌前束（anterior deltoid）
體位法： 收縮：下犬式 拉長：牛面式

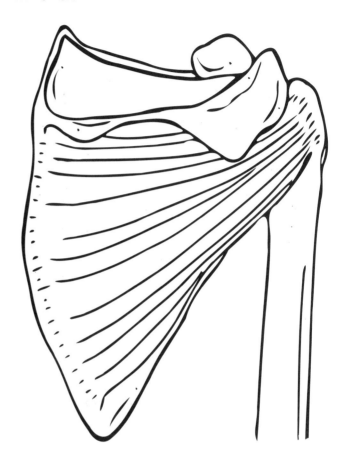

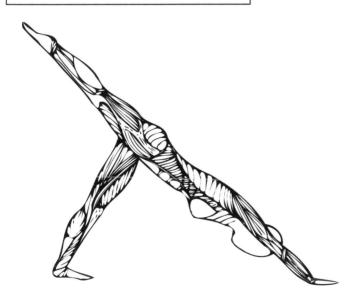

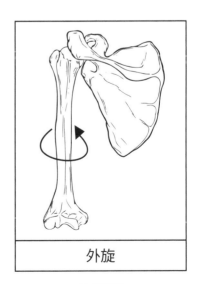

外旋

後視圖

背闊肌
Latissimus Dorsi

　　背闊肌是一條大型淺表肌，覆蓋從中背到下背的範圍。它可以根據起端位置，劃分為以下四個區段：脊椎部、肩胛部、肋部、髂部。脊椎部起於T7-T12脊椎骨的棘突以及胸腰筋膜。肩胛部起於肩胛骨下角。肋部起於第九對至第十二對肋骨。至於髂部則起於髂嵴。這條肌肉向上朝肱骨上部延伸分布，止端附著於肱骨的小粗隆。

　　當背闊肌的不同部分收縮時，手臂便在肩關節處內收、伸展及內旋。練習蝗蟲式（雙手握拳）能為背闊肌增強力量，因為它能使手臂做出伸展、內旋及內收等動作，使背闊肌各處部分得以同時收縮。

LATISSIMUS DORSI

背闊肌

作用：在肩關節處使手臂內收、伸展及內旋	

起端：T7–T12脊椎骨的棘突、胸腰筋膜（脊椎部）；肩胛骨下角（肩胛部）；第九對至第十二對肋骨（肋部）；髂嵴（髂部）。

止端：肱骨的小粗隆

作用肌：
內收：胸大肌（pectoralis major）、
　　　大圓肌（teres major）、
　　　肱三頭肌（triceps brachii，長頭）
伸展：三角肌後束（posterior deltoid）、
　　　肱三頭肌（triceps brachii，長頭）、
　　　胸大肌（pectoralis major）
內旋：肩胛下肌（subscapularis）、
　　　三角肌前束（anterior deltoid）、
　　　胸大肌（pectoralis major）

拮抗肌：
內收：三角肌中束（middle deltoid）、
　　　棘上肌（supraspinatus）
伸展：三角肌前束（anterior deltoid）、
　　　肱二頭肌（biceps brachii）、
　　　喙肱肌（coracobrachialis）、
　　　胸大肌（pectoralis major）
內旋：棘下肌（infraspinatus）、
　　　小圓肌（teres minor）、
　　　三角肌後束（posterior deltoid）

體位法：
收縮：牛面式、上弓式、反向棒式
拉長：嬰兒式、三角側伸展式、下犬式

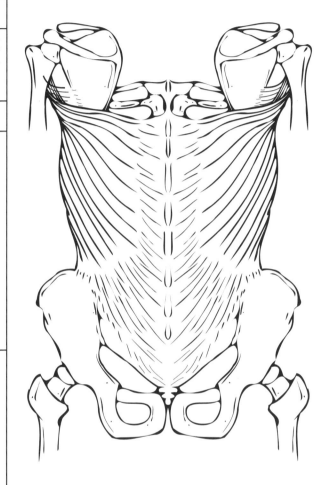

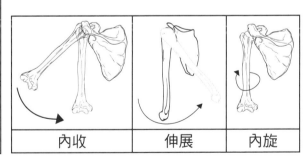

內收	伸展	內旋

後視圖

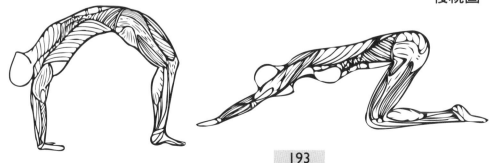

提肩胛肌

Levator Scapulae

　　提肩胛肌是以它們所產生的功能來命名的一群肌肉。這個名稱的拉丁原文levare，意思是「提起」，而提肩胛肌的作用就是提起（或上提）肩胛骨。提肩胛肌是一群小肌肉，起於C1-C4脊椎骨的橫突，止端附著於肩胛骨上角。

　　當這群肌肉因過度使用而變得緊繃，雙肩就會呈現朝耳朵聳起的姿勢。若想延伸拉開提肩胛肌的長度，可以練習能下壓肩膀的瑜伽體位法或運動。肩胛骨下壓時，肩膀下壓肌群的力量就能強化，並開始讓肩膀恢復平衡。

LEVATOR SCAPULAE

提肩胛肌

作用：上提肩胛骨、下旋
起端：C1–C4的橫突
止端：肩胛骨上角
作用肌： 斜方肌（trapezius，上束纖維）
拮抗肌： 斜方肌（trapezius，下束纖維）、 前鋸肌（serratus anterior）、 胸大肌（pectoralis major）
體位法： 收縮：聳肩、蝗蟲式、駱駝式 拉長：肩胛骨下壓、犁式

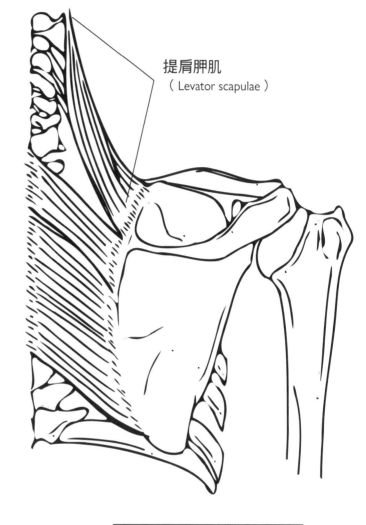

提肩胛肌
（Levator scapulae）

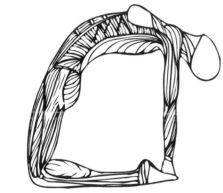

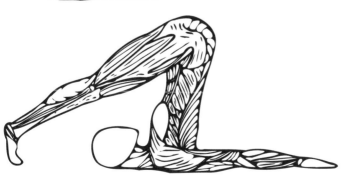

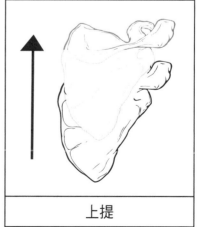

上提

後視圖

胸大肌

Pectoralis Major

    胸大肌位於肋骨架的前上部，它可以依起端劃分為以下三個區段：鎖骨部、胸肋部、腹肌部。鎖骨部起於鎖骨上表面。胸肋部起於胸骨和第一對至第六對肋骨的肋軟骨。腹肌部則起於腹橫肌的直鞘，以及腹內斜肌與腹外斜肌。

    各個區段的纖維分別朝腋窩延伸，止端附著於肱骨大粗隆的骨嵴。當這些纖維收縮時，就會引致肩關節內收、內旋與屈曲。肩膀固定不動時，肋骨部和胸骨部也會協助呼吸。

    若想強化胸大肌，練習需要手臂內收、內旋和屈曲的瑜伽體位法和運動，就能發揮收縮胸大肌的功能。四肢支撐式和貓式，這兩種瑜伽體位法都能使這些肌肉收縮。若想拉長這群肌肉，可以練習使手臂做出外展、伸展或外旋動作的體位法或運動。弓式和上弓式都需要胸大肌拉長。但當肌肉過度緊繃，它們進入拉長體位法的深度和能力就會受到約束。進行時要謹慎，特別注意拉長胸大肌所引發的任何疼痛或不適。

PECTORALIS MAJOR

胸大肌

作用：肩關節內收、內旋和屈曲。肩膀固定不動時輔助呼吸（鎖骨部、胸肋部）。

起端：鎖骨前表面（鎖骨部）；胸骨、第一對至第六對肋軟骨（胸肋部）；直鞘（腹肌部）。

止端：肱骨大粗隆的骨嵴

作用肌：
內收：背闊肌（latissimus dorsi）、
　　　大圓肌（teres major）、
　　　胸大肌（pectoralis major，胸肋部）、
　　　肱三頭肌（triceps brachii，長頭）
內旋：背闊肌（latissimus dorsi）、
　　　肩胛下肌（subscapularis）、
　　　三角肌前束（anterior deltoid）、
　　　胸大肌（pectoralis major，胸肋部）、
　　　肱三頭肌（triceps brachii，長頭）
屈曲：三角肌前束（anterior deltoid）、
　　　肱二頭肌（biceps brachii）、
　　　喙肱肌（coracobrachialis）

拮抗肌：
內收：三角肌中束（middle deltoid）、
　　　棘上肌（supraspinatus）
內旋：棘下肌（infraspinatus）、
　　　小圓肌（teres minor）、
　　　三角肌後束（posterior deltoid）
屈曲：三角肌後束（posterior deltoid）、
　　　肱三頭肌（triceps brachii，長頭）、
　　　背闊肌（latissimus dorsi）、
　　　胸大肌（pectoralis major，胸肋部）、
　　　大圓肌（teres major）

體位法：
收縮：貓式、下犬式、
　　　四肢支撐式
拉長：弓式、上弓式、
　　　戰士二式

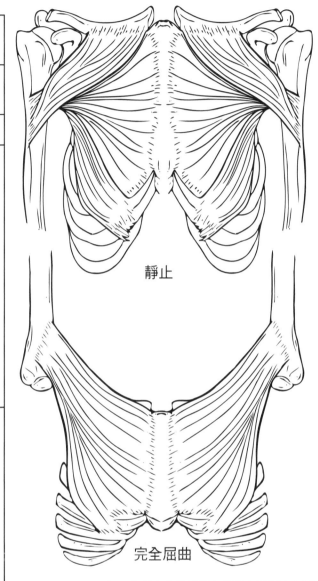

靜止

完全屈曲

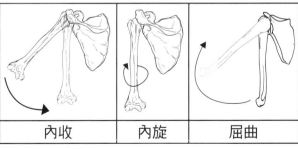

| 內收 | 內旋 | 屈曲 |

後視圖

胸小肌
Pectoralis Minor

　　胸小肌分布於胸大肌的深面。它起於第三對至第五對肋骨，向上延伸並止於肩胛骨喙突。當胸小肌的纖維收縮時，肩胛骨便會前突並向下旋轉。

　　若是這群肌肉變得過於緊繃，就會助長導致圓肩（肩膀前傾）坐姿。若想延伸拉長胸小肌，可以練習能回縮肩胛骨（朝中線移動）或使肩胛骨上旋的體位法。

PECTORALIS MINOR

胸小肌

作用：使肩胛骨前突和下旋。協助
呼吸。

起端：第三對至第五對肋骨

止端：喙突

作用肌：
前突：前鋸肌（serratus anterior）
下旋：提肩胛肌（levator scapulae）、
　　　前鋸肌（serratus anterior）、
　　　大菱形肌（rhomboid major）、
　　　小菱形肌（rhomboid minor）、
　　　斜方肌（trapezius）

拮抗肌：
前突：斜方肌（trapezius）、
　　　大菱形肌（rhomboid major）、
　　　小菱形肌（rhomboid minor）
下旋：斜方肌（trapezius）、
　　　前鋸肌（serratus anterior）

體位法：
收縮：貓式
拉長：駱駝式、上弓式、魚式

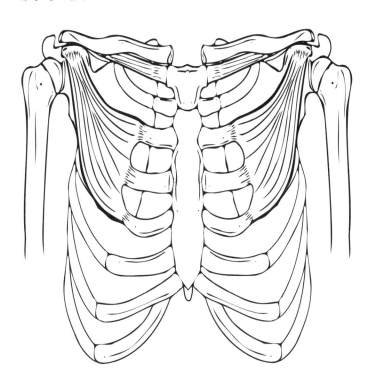

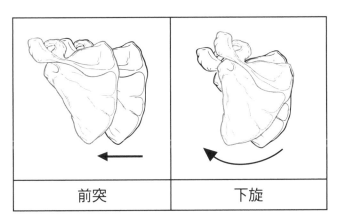

| 前突 | 下旋 |

後視圖

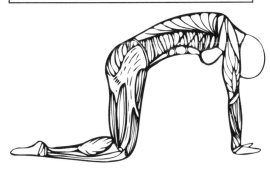

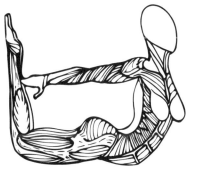

大菱形肌
Rhomboid Major

　　大菱形肌位於肩胛骨和身體中線的內側邊緣，分布於小菱形肌的下方。大菱形肌起於 T1-T4 脊椎骨的棘突，朝肩胛骨延伸，止端附著於肩胛骨的內側邊緣。當這些纖維收縮時，便會拉動肩胛骨朝中線移動，使肩胛骨回縮。

　　若想延伸拉長大菱形肌，可以練習前突肩胛骨的瑜伽體位法和運動。貓式需要肩胛骨前突，並使大菱形肌拉長。若想為大菱形肌增強力量，練習需要肩胛骨回縮的瑜伽體位法，就能發揮收縮這群肌肉的功能。牛式需要肩胛骨回縮，具有使這群肌肉增強力量的功能。

RHOMBOID MAJOR

大菱形肌

作用：使肩胛骨回縮，穩固肩關節。
起端：T1–T4脊椎骨的棘突
止端：肩胛骨的內側邊緣
作用肌： 斜方肌（ trapezius ）、 小菱形肌（ rhomboid minor ）
拮抗肌： 前鋸肌（ serratus anterior ）、 胸大肌（ pectoralis major ）、 斜方肌（ trapezius ）
體位法： 收縮：牛式、上弓式 拉長：肩立橋式、貓式

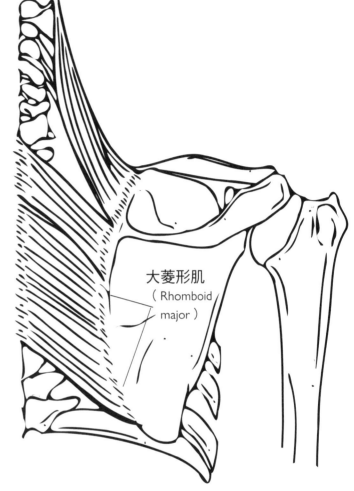

大菱形肌
（ Rhomboid major ）

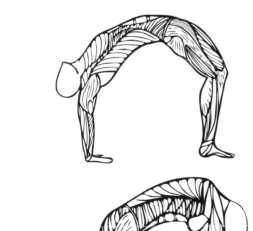

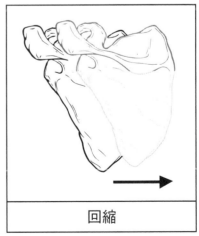

回縮

後視圖

小菱形肌
Rhomboid Minor

　　小菱形肌分布於大菱形肌的上方，提肩胛肌的下方。它起於C6–C7脊椎骨的棘突，止端附著於肩胛骨的內側邊緣。

　　當小菱形肌的纖維收縮，肩胛骨便會回縮。練習使肩膀前突的瑜伽體位法或運動，能為小菱形肌增加長度。

RHOMBOID MINOR

小菱形肌

作用：使肩胛骨回縮，穩固肩關節。
起端：C6–C7 棘突
止端：肩胛骨的內側邊緣
作用肌： 斜方肌（trapezius）、 大菱形肌（rhomboid major）、 提肩胛肌（levator scapulae）、 前鋸肌（serratus anterior）
拮抗肌： 前鋸肌（serratus anterior，上束纖維）、 胸大肌（pectoralis major）
體位法： 收縮：上弓式 拉長：貓式

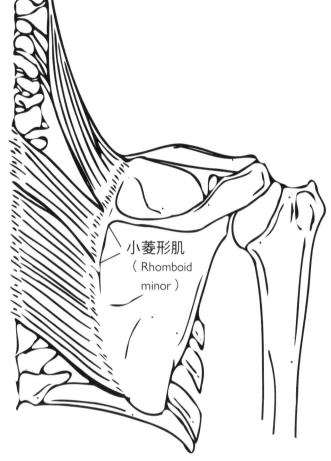

小菱形肌
（Rhomboid minor）

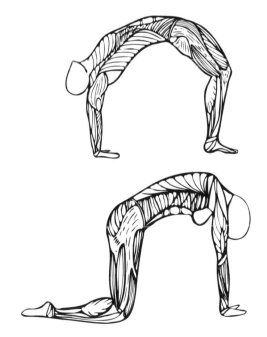

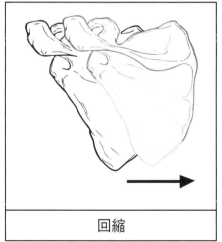

回縮

後視圖

前鋸肌
Serratus Anterior

前鋸肌是一條多節段的肌肉，位於肋骨架的內側後面。它起於第一對至第九對肋骨，各節段向後延伸，止端附著於肩胛骨的內側邊緣。由於各節段延伸開展並向外伸張，其纖維的角度便讓肌肉得以產生反向的運動。

當這些纖維收縮時，便會拉動肩胛骨做出上旋、下旋、前突和下壓動作。前鋸肌還能協助肩關節外展，並發揮穩固（由肩胛骨和肋骨架共同形成的）肩胛胸廓關節的功能。

當我們練習瑜伽，並執行以手臂平衡與倒立的體位法時，前鋸肌扮演一個重要的角色，負責穩固軀幹。

SERRATUS ANTERIOR

前鋸肌

作用：使肩胛骨上旋、下旋、前突和下壓。使肩胛骨安穩固定於肋骨架。肩關節的外展。

起端：第一對至第九對肋骨

止端：肩胛骨內側邊緣

作用肌：
上旋：斜方肌（trapezius）
下旋：提肩胛肌（levator scapulae）、
　　　大菱形肌（rhomboid major）、
　　　小菱形肌（rhomboid minor）、
　　　斜方肌（trapezius）、
　　　前鋸肌（serratus anterior (IP)）
前突：胸大肌（pectoralis major）
下壓：胸小肌（pectoralis minor）、
　　　斜方肌（trapezius）

拮抗肌：
上旋：提肩胛肌（levator scapulae）、
　　　前鋸肌（serratus anterior (SP)）、
　　　大菱形肌（rhomboid major）、
　　　小菱形肌（rhomboid minor）、
　　　胸小肌（pectoralis minor）
下旋：斜方肌（trapezius）、
　　　前鋸肌（serratus anterior (IP)）
前突：斜方肌（trapezius）、
　　　大菱形肌（rhomboid major）、
　　　小菱形肌（rhomboid minor）
下壓：斜方肌（trapezius）、
　　　提肩胛肌（levator scapulae）

體位法：
收縮：杖式、四肢
　　　支撐式、手
　　　倒立式、鶴
　　　式
拉長：門閂式、反
　　　向戰士式、
　　　側展臂山式

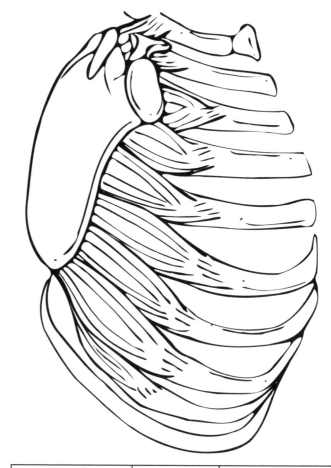

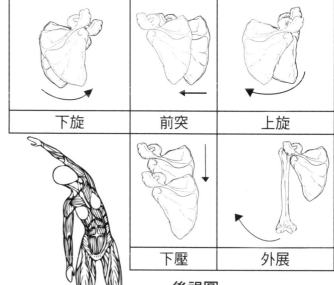

下旋	前突	上旋
下壓	外展	

後視圖

肩胛下肌
Subscapularis

　　肩胛下肌是組成旋轉肌群的四條肌肉之一。它起於肩胛骨前側的肩胛下窩，跨越肩盂肱骨關節，止端附著於肱骨的小粗隆。

　　當肩胛下肌的纖維收縮時，便會拉動肱骨內旋。肩胛下肌有可能因為姿勢習慣，使得手臂長久處於內旋狀態而變得緊繃。為了拉長肩胛下肌，練習需要外旋的體位法，便能發揮延伸拉長肌纖維的功效。這還能為外旋肌群增強力量。隨著外旋肌群變得更強健，肩膀的姿勢就會開始取得平衡。

SUBSCAPULARIS

肩胛下肌

作用：手臂的內旋和內收	
起端：肩胛骨的肩胛下窩	
止端：肱骨的小粗隆	
作用肌： 大圓肌（teres major）、 背闊肌（latissimus dorsi）、 胸大肌（pectoralis major）	
拮抗肌： 棘下肌（infraspinatus）、 小圓肌（teres minor）	
體位法： 收縮：橋式、牛面式、合十式 拉長：下犬式	

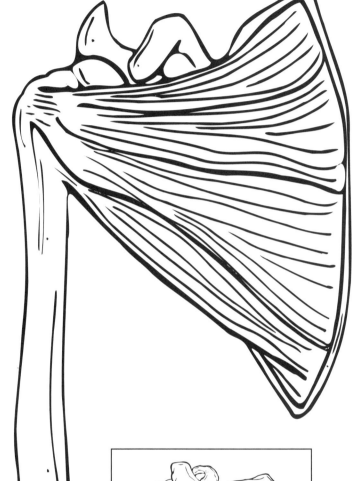

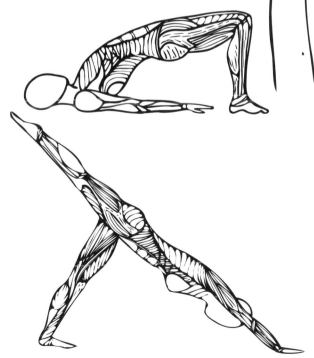

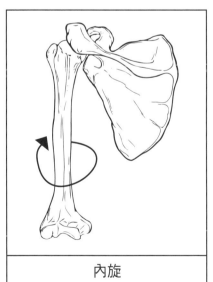

內旋

後視圖

棘上肌
Supraspinatus

棘上肌是組成旋轉肌群的四條肌肉之一。這是一條小肌肉，起於肩胛骨上後部。棘上肌的起端位於棘上窩，延伸跨越肩盂肱骨關節的上面部位，止端附著於肱骨的大粗隆。當棘上肌的纖維收縮時，就能協助肱骨外展。

SUPRASPINATUS

棘上肌

作用：在肩關節處外展手臂、穩固肱骨	
起端：肩胛骨的棘上窩	
止端：肱骨的大粗隆	

作用肌：
三角肌（deltoid）、
棘下肌（infraspinatus）、
大圓肌（teres major）、
小圓肌（teres minor）、
肩胛下肌（subscapularis）

拮抗肌：
胸大肌（pectoralis major）、
背闊肌（latissimus dorsi）、
大圓肌（teres major）、
胸小肌（pectoralis minor）、
鎖骨下肌（subclavius）、
前鋸肌（serratus anterior）、
斜方肌（trapezius）、
大菱形肌（rhomboid major）、
小菱形肌（rhomboid minor）、
提肩胛肌（levator scapulae）

體位法：
收縮：戰士二式
拉長：鷹式、手倒立式

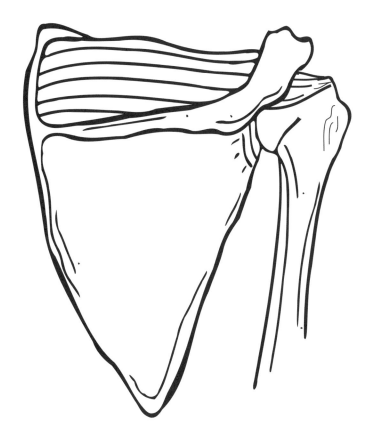

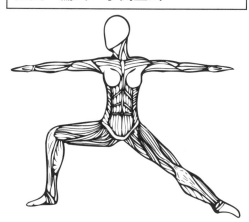

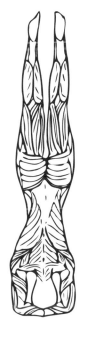

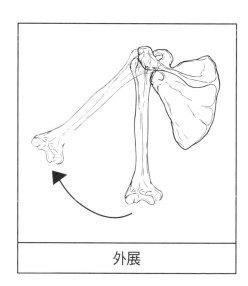

外展

後視圖

大圓肌
Teres Major

　　大圓肌是一條小肌肉，起於肩胛骨下角。大圓肌纖維朝外側身體延伸，止端附著於肱骨的前側小粗隆。大圓肌收縮時，能促使肱骨內旋、內收和伸展。進行瑜伽倒立體位法時，大圓肌還扮演著提供肩關節穩定性的角色。

TERES MAJOR

大圓肌

作用：使肱骨內旋、內收和伸展。穩固肩關節。	

起端：肩胛骨下角	

止端：肱骨小粗隆	

作用肌：
內旋：肩胛下肌（subscapularis）、
　　　三角肌（deltoid）、
　　　背闊肌（latissimus dorsi）、
　　　胸大肌（pectoralis major）
內收：背闊肌（latissimus dorsi）、
　　　胸大肌（pectoralis major）、
　　　肱三頭肌（triceps brachii）
伸展：三角肌（deltoid）、
　　　肱三頭肌（triceps brachii）、
　　　背闊肌（latissimus dorsi）、
　　　胸大肌（pectoralis major）

拮抗肌：
內旋：棘下肌（infraspinatus）、
　　　小圓肌（teres minor）、
　　　三角肌（deltoid）
內收：三角肌（deltoid）、
　　　棘上肌（supraspinatus）
伸展：三角肌（deltoid）、
　　　肱二頭肌（biceps brachii）、
　　　喙肱肌（coracobrachialis）、
　　　胸大肌（pectoralis major）

體位法：
收縮：鷹式
拉長：下犬式

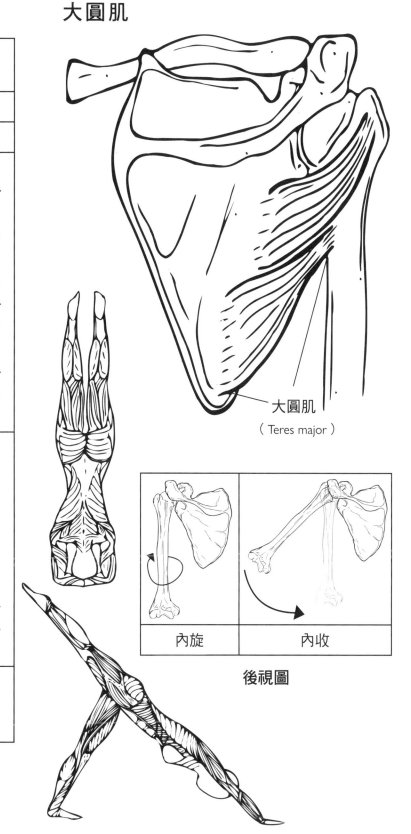

大圓肌
（Teres major）

內旋	內收

後視圖

小圓肌
Teres Minor

小圓肌是組成旋轉肌群的四條肌肉之一。它位於肩胛骨後面外側，座落於大圓肌的上方。小圓肌起於肩胛骨外側緣，跨越肩盂肱骨關節，接著與止於肱骨大粗隆的棘下肌共用同一個止端附著點。當小圓肌的纖維收縮時，就能協助肱骨外旋。小圓肌還具有在運動時穩固肩關節的功能。

TERES MINOR

小圓肌

作用：使肱骨外旋和稍微內收	
起端：肩胛骨的外側緣	
止端：肱骨的大粗隆	
作用肌： 外旋：棘下肌（infraspinatus）、 　　　三角肌（deltoid）	
拮抗肌： 外旋：三角肌（deltoid）、 　　　肩胛下肌（subscapularis）、 　　　胸大肌（pectoralis major）、 　　　大圓肌（teres major）、 　　　背闊肌（latissimus dorsi）	
體位法： 收縮：下犬式 拉長：鷹式、手倒立式	

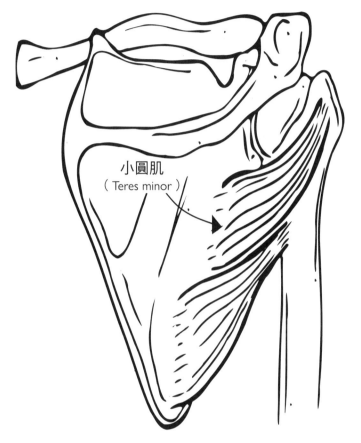

小圓肌
（Teres minor）

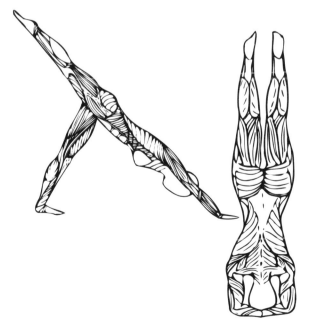

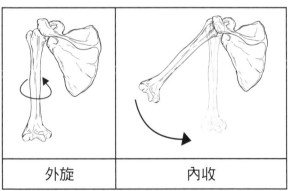

外旋	內收

後視圖

213

斜方肌
Trapezius

斜方肌是一條形狀像風箏的肌肉，從顱骨的枕骨隆凸朝肩胛外側棘延伸，接著向下分布到最後一節胸椎。斜方肌可以根據肌肉纖維的走向區分為三個段落：下行段、橫向段、上行段。

下行段起於顱骨的枕骨隆凸和C1–C7脊椎骨的棘突，向下延伸並止於鎖骨外側三分之一處。橫向段起於T1–T4棘突附近的腱膜（纖維鞘），止端附著於肩胛骨的肩峰。上行段起於T5–T12的棘突，朝上延伸並止於髆棘。

當斜方肌的肌肉纖維收縮時，肩胛骨便上提（下行段）、回縮（橫向段），以及下壓（橫向段、上行段）。斜方肌也可以促成肱骨外展，並穩固肩胛胸廓關節。

當斜方肌纖維變得緊繃時，就會拉扯頸部並導致緊張型頭痛，還會助長不良或圓肩型姿勢。由於斜方肌的不同部位，分別控制肩胛骨的不同運動，該採哪種作法來拉長這條肌肉，便取決於緊繃的是哪個區段。

倘若肩膀上部和頸部感覺緊繃，下壓肩胛骨的運動，可以延長斜方肌的下行段。倘若肩胛骨感覺緊繃且被擠在一起，練習前突肩胛骨的運動，就可以讓橫向段和上行段增加長度。既然斜方肌在手臂外展上扮演一個角色，練習使手臂內收的瑜伽體位法和運動，就能夠為斜方肌增加長度。

TRAPEZIUS

斜方肌

作用：使肩胛骨上提（下行段）、回縮（橫向段）以及下壓（橫向段、上行段）。在肩關節處外展肱骨。穩固肩胛骨和胸腔。

起端：枕骨和C1–C7棘突（下行段）；T1–T4腱膜棘突（橫向段）；T5–T12的棘突（上行段）。

止端：鎖骨外側三分之一處（下行段）；肩峰（橫向段）；髆棘（上行段）。

作用肌：
前鋸肌（serratus anterior，下束纖維）、
斜方肌（trapezius，下行段）、
大菱形肌（rhomboid major）、
小菱形肌（rhomboid minor）、
前鋸肌（serratus anterior）

拮抗肌：
提肩胛肌（kevator scapulae）、
斜方肌（trapezius，下行段）、大菱形肌和
小菱形肌（rhomboid major and minor）、
胸小肌（pectoralis minor，下行段）、
前鋸肌（serratus anterior）、
胸小肌（pectoralis minor，橫向段）、
斜方肌（trapezius，上束纖維）、
提肩胛肌（levator scapulae，上行段）

體位法：
收縮：手倒立式、鶴式
拉長：嬰兒式、鷹式

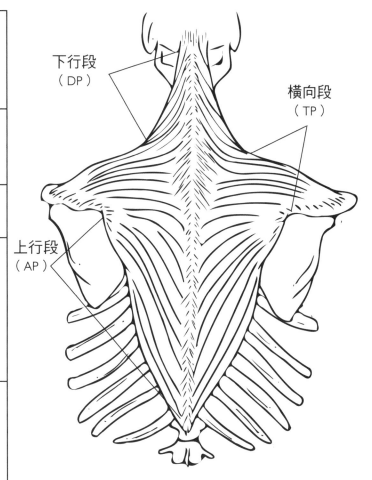

下行段（DP）

橫向段（TP）

上行段（AP）

後視圖

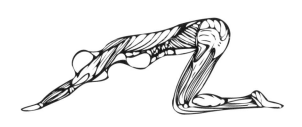

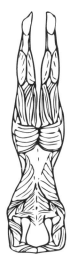

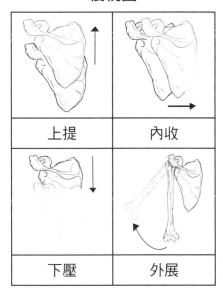

上提	內收
下壓	外展

肱三頭肌
Triceps Brachii

　　肱三頭肌是一條沿著肱骨後側延伸的長形多頭肌肉。肱三頭肌包含三個頭：長頭、短頭、外側頭。長頭起於肩胛骨的盂下結節。短頭和外側頭起於肱骨後側。三個頭會合一起跨越肘關節，止端附著於尺骨的鷹嘴突。當整條肱三頭肌的纖維收縮，它們就會縮短，並拉動肘部做出伸展動作。

　　由於長頭附著於肩胛骨後側，當其纖維收縮時，就能協助伸展和內收肩關節。若想拉長緊繃的三頭肌，練習能使肘部做出屈曲或外展動作的瑜伽體位法或運動，就可以發揮延伸拉長三頭肌的功能。

TRICEPS BRACHII
肱三頭肌

作用：伸展肘關節。伸展和內收肩關節（長頭）。	

起端：肩胛骨的盂下結節（長頭）。肱骨的後上側（短頭）。肱骨的後上側（外側頭）。

止端：尺骨的鷹嘴突

作用肌：
肩伸展：三角肌後束（posterior deltoid）、
　　　　背闊肌（latissimus dorsi）、
　　　　胸大肌（pectoralis major）、
　　　　大圓肌（teres major）
內收：背闊肌（latissimus dorsi）、
　　　胸大肌（pectoralis major）、
　　　大圓肌（teres major）
肘伸展：肱三頭肌（triceps brachii，短頭、
　　　　外側頭）、肘肌（anconeus）

拮抗肌：
肩伸展：三角肌前束（anterior deltoid）、
　　　　喙肱肌（coracobrachialis）、
　　　　肱二頭肌（biceps brachii）、
　　　　胸大肌（pectoralis major）
肩內收：棘上肌（supraspinatus）、
　　　　三角肌中束（middle deltoid）
肘伸展：肱肌（brachialis）、
　　　　肱二頭肌（biceps brachii）、
　　　　肱橈肌（brachioradialis）

體位法：
收縮：上弓式
拉長：反向棒式

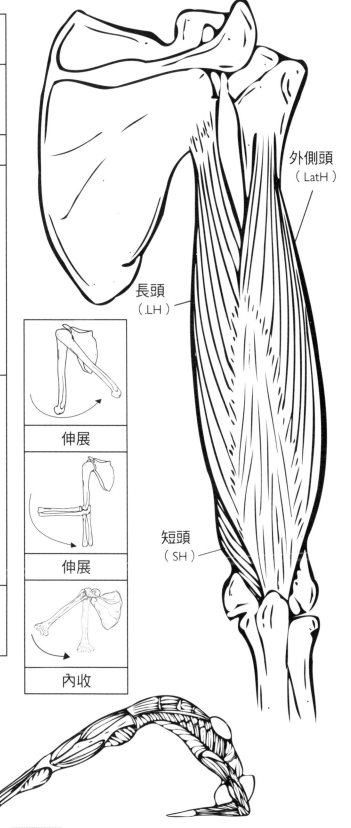

外側頭（LatH）

長頭（LH）

短頭（SH）

伸展

伸展

內收

前臂肌群
Forearm Muscles

前臂肌群協同運作使手臂旋前和旋後，同時也使手腕屈曲和伸展。前臂肌群虛弱時，就比較無力承擔上身的重量，從而影響執行以手支撐身體重量的體位法和運動。若想增強手腕的力量，進行需要手臂旋前和旋後、手腕屈曲和伸展的運動及瑜伽體位法，就能夠為這群肌肉增強力量。

下犬式、牛式和貓式，都是能逐漸強化手腕肌肉力量的體位法。由於腕關節很脆弱，做瑜伽動作時很重要的就是要覺知手腕的感受。倘若做某項體位法時覺得手腕會痛，就要停止進行，或者使用瑜伽道具來減輕手腕承擔的重量。

FOREARM MUSCLES

前臂肌群

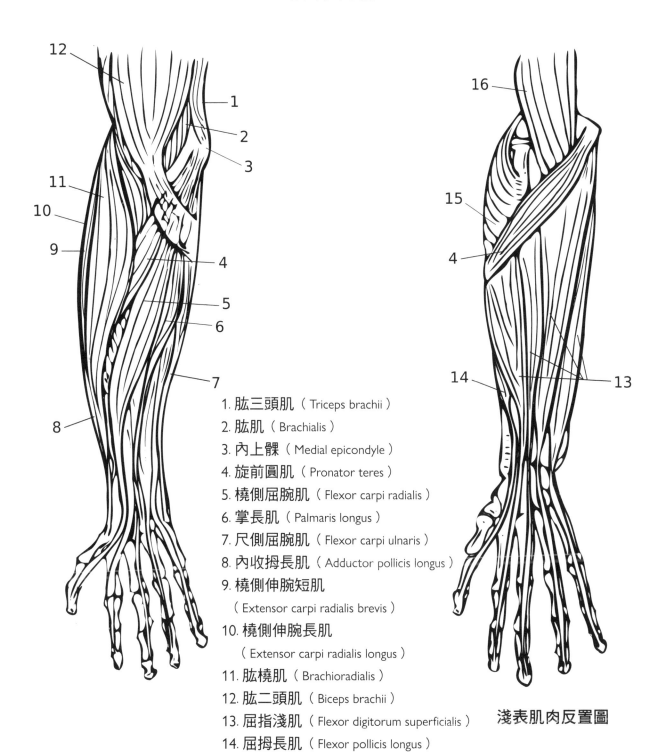

1. 肱三頭肌（Triceps brachii）
2. 肱肌（Brachialis）
3. 內上髁（Medial epicondyle）
4. 旋前圓肌（Pronator teres）
5. 橈側屈腕肌（Flexor carpi radialis）
6. 掌長肌（Palmaris longus）
7. 尺側屈腕肌（Flexor carpi ulnaris）
8. 內收拇長肌（Adductor pollicis longus）
9. 橈側伸腕短肌
　（Extensor carpi radialis brevis）
10. 橈側伸腕長肌
　（Extensor carpi radialis longus）
11. 肱橈肌（Brachioradialis）
12. 肱二頭肌（Biceps brachii）
13. 屈指淺肌（Flexor digitorum superficialis）
14. 屈拇長肌（Flexor pollicis longus）
15. 旋後肌（Supinator）
16. 肱肌（Brachialis）

淺表肌肉反置圖

肘屈曲和肘伸展
Elbow Flexion and Elbow Extension

當肌肉收縮、放鬆，使前臂朝向或遠離上臂骨，肘部就會做出屈曲或伸展動作。強健的肘屈肌群和肘伸肌群，有助於穩固肘關節，還能幫助降低肘關節處受傷的風險。還有一點也很重要，就是要讓肘屈肌群和肘伸肌群增強力量並維持平衡，因為在進行四肢支撐式等體位法時，肘關節肌肉群連同肩膀與核心肌肉群，共同協助承擔身體的重量，並發揮減輕腕關節所承擔重量的功能。

讓肘屈肌群動起來

採山式站姿，掌心朝前。啟用核心肌群，骨盆保持正中。穩固肩胛胸廓關節。開始從肘部彎曲手臂，同時施力使上臂骨頭緊貼肋骨架（內收）。緩慢移動，直到手腕觸及肩膀。

讓肘伸肌群動起來

採山式姿勢，雙臂完全屈曲，開始從肘關節處伸直手臂，同時施力使上臂骨頭緊貼肋骨架。緩慢移動，直到手臂完全伸直。

結合這些運動並反覆五到十次。

你注意到什麼現象？你覺得哪裡感受張力？當手臂緊貼肋骨架時，你能不能產生穩定性和抵抗力？

ELBOW FLEXION AND ELBOW EXTENSION

肘屈曲和肘伸展

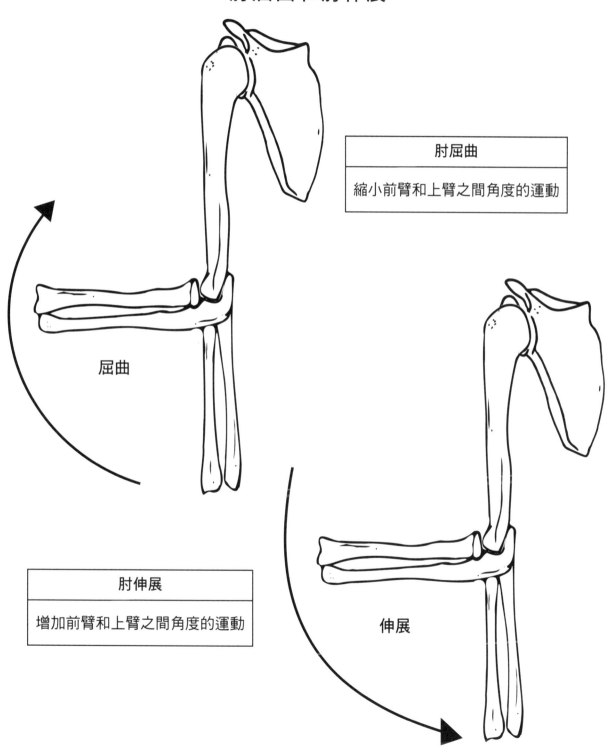

肘屈曲
縮小前臂和上臂之間角度的運動

屈曲

肘伸展
增加前臂和上臂之間角度的運動

伸展

橫膈膜
Diaphragm

橫膈膜是分隔胸腔和腹腔的圓頂狀薄層肌肉。它的獨有圓頂造型，得自附著於脊椎、肋骨和胸骨的方式。腔靜脈、主動脈和食道便經由這層肌肉上的不同裂孔（開口），分別穿過橫膈膜。吸氣時，橫膈膜會收縮並將腹部臟器向下、向外推，騰出空間供肺葉向胸腔擴張。呼氣時，肺葉壓縮，橫膈膜便向上移動，並放鬆恢復靜止狀態。

運作得當時，橫膈膜處於一種與呼吸調和的狀態。當它虛弱或緊繃時，原本調和的狀態就可能失調，而且會產生效能低落的呼吸循環。進行瑜伽調息或冥想時，花一點時間讓身心與呼吸連結，可以幫助你覺知橫膈膜的狀態，還有助於撫平任何失衡狀況。

呼吸練習

若要與你的橫膈膜保持接觸，請仰躺並閉上眼睛。將注意力專注在你的呼吸週期，首先只單純注意它。幾次呼吸之後，開始從你的肺部緩慢釋出一股深沉的氣息。這樣做時，感受一下你的核心體如何收縮並把空氣推擠出來。呼氣結束時，把你的核心產生的張力屏住一會兒。接著，不必強迫吸氣，只需把強制呼氣時核心所產生的張力放鬆即可。練習幾分鐘，並研究它對你的呼吸週期有什麼影響。

你注意到什麼現象？當你把呼氣時產生的張力鬆開之後，接著能不能自然吸氣？你的吸氣感覺飽滿、輕鬆嗎？

張力釋開時，橫膈膜便會受觸動而收縮，並把腹腔臟器向下、向外推擠。刻意讓你的注意力聚焦，集中於核心張力釋開、橫膈膜收縮的那一刻，這能幫助橫膈膜增強力量、建立節律，並使呼吸週期恢復和諧。有和諧的呼吸，才有和諧的身心。

DIAPHRAGM

橫膈膜

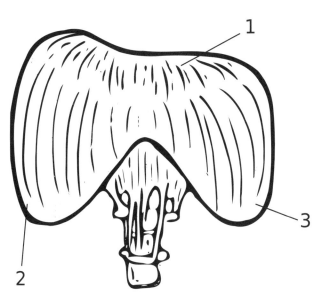

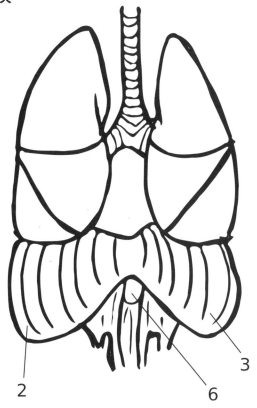

1. 中央腱性部（Central tendon）
2. 右圓頂（Right dome）
3. 左圓頂（Left dome）
4. 腔靜脈開口（Caval opening）
5. 食道裂口（Esophageal hiatus）
6. 主動脈裂口（Aortic hiatus）

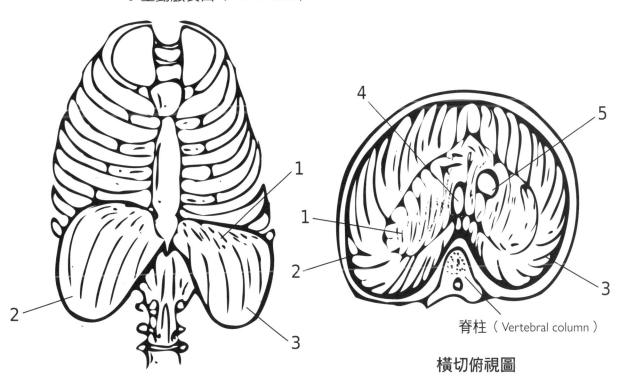

脊柱（Vertebral column）

橫切俯視圖

肺
Lungs

談到瑜伽體位法，肺部是很重要的專注焦點。每項運動都從呼吸開始，讓呼吸引領及指導身體執行體位法。呼吸的主要理由，是為了把氧氣傳輸給身體細胞以供生物功能使用，並去除廢物，即細胞完成生物功能時所產生的二氧化碳。

空氣經由一條路徑進入肺部。路徑的起點是從大氣吸入空氣，進入鼻腔或口腔。接著空氣流向咽部和氣管，隨後就分支進入分布於左、右肺葉的一組支脈網絡，稱為初級支氣管。空氣從初級支氣管流往次級支氣管，進入三級支氣管，接著就流進細支氣管，這就是分支網絡的末端。

一旦空氣進入了細支氣管，就被轉移到肺泡。肺泡是纖小的氣囊，也是氣體快速交換的發生地點。氧氣就是在這裡擴散進入血流，而二氧化碳也在這裡擴散排出。氧氣一轉移進入血流，馬上由血紅素攝入。血紅素是紅血球裡的一種蛋白質，負責把氧氣輸往全身。紅血球由心臟泵往全身，負責輸運氧氣給需氧的細胞。接著這些細胞使用氧氣來產生能量，用來執行動作。例如，肌肉細胞需要氧氣來產生能量並啟動收縮。一旦細胞完成一項動作，它也會產生廢物：二氧化碳。

二氧化碳生成之後，就被轉移給紅血球中的血紅素，並隨著血流輸往肺臟的肺泡。二氧化碳擴散脫離血液，進入肺臟分支網絡，從細支氣管流往三級支氣管，再到次級支氣管，接著流往初級支氣管。到了那裡，二氧化碳就流經氣管、咽喉，並通過鼻腔或口腔擴散進入大氣。

這個歷程發生在每次呼吸，也是人類生命的最重要歷程，缺了它，生命就不會發生。

LUNGS

肺

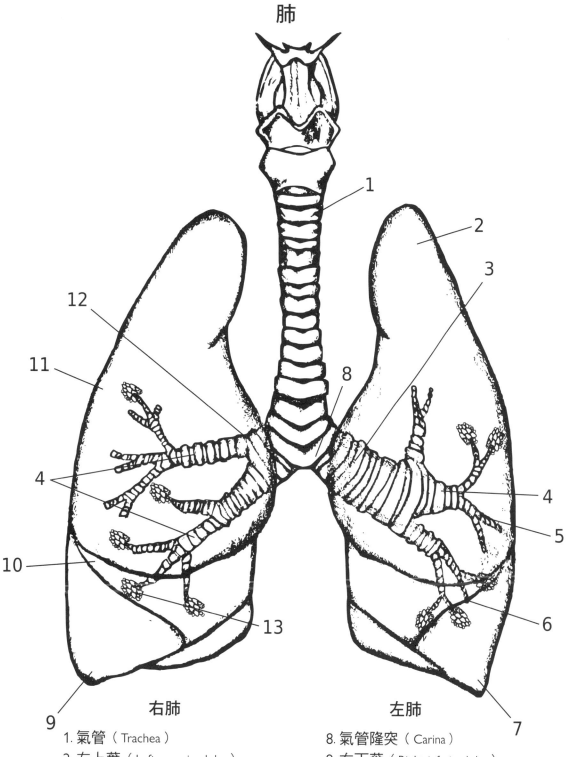

右肺

左肺

1. 氣管（Trachea）
2. 左上葉（Left superior lobe）
3. 左初級支氣管（Left primary bronchus）
4. 次級支氣管（Secondary bronchii）
5. 三級支氣管（Tertiary bronchii）
6. 細支氣管（Bronchioles）
7. 左下葉（Left inferior lobe）

8. 氣管隆突（Carina）
9. 右下葉（Right inferior lobe）
10. 右中葉（Right middle lobe）
11. 右上葉（Right superior lobe）
12. 右初級支氣管（Right primary bronchus）
13. 肺泡（Alveoli）

Part
·
2

體位法解剖學
Asana Anatomy

膝碰胸式

Apanasana

膝碰胸式的原文為 Apanasana，意思是「引風出外的體位法」。其中 Apana（出息）意指沿著脊椎流動的下行能量，它能激使肺臟呼出體內廢氣。膝碰胸式原本是抱雙膝去碰胸的動作。其變體則是伸展一腿，能拉長該伸展腿的髖屈肌。

吸氣時，將彎曲的膝蓋推離身體，呼氣時把該腿內壓朝胸部靠近。腿部向身體擠壓，並把呼吸與身心連結在一起，從而得以壓縮並喚醒核心體內的臟器。當這些肌肉甦醒，它們就能發揮功能來為下背和橫膈膜提供更多的支撐。當你環抱膝蓋貼胸，臀肌和四頭肌便會放鬆並拉長。伸展的那一條腿向下緊壓地面，可觸發臀肌收縮，並使髖屈肌自然放鬆。

伸展腿

1. 股四頭肌收縮，並在膝關節處伸展腿部。
2. 髂腰肌拉長。
3. 臀肌收縮，將腿向下緊壓地面。
4. 腓腸肌收縮，使腳踝蹠屈。

屈曲腿

1a. 髂腰肌和臀屈肌群收縮，並在髖關節處屈曲腿部。
2a. 膕繩肌收縮，並在膝關節處屈曲腿部。
3a. 髖屈曲時臀肌拉長。
4a. 腓腸肌收縮，使踝關節蹠屈。

APANASANA

ah-pahn-AHS-uh-nuh
Wind Relieving Pose (Variation)

膝碰胸式（變體）

4a

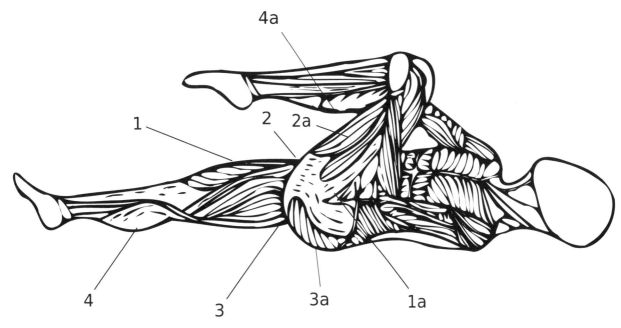

1　2　2a

4

3　3a　1a

臀屈肌群（Hip Flexors）		
髂腰肌 （Iliopsoas）	內收短肌 （Adductor Brevis）	股直肌 （Rectus Femoris）
縫匠肌＋闊筋膜張肌 （Sartorius + TFL）	恥骨肌 （Pectineus）	內收長肌＋股薄肌 （Adductor Longus + Gracilis）

橋式

Setu Bandhasana

橋式是一種溫和的反轉式體位法，能讓心臟抬高到超過頭部的位置，又不至於讓身體承受過強的張力。這種體位法能使腦部和中樞神經系統平靜下來，從而紓解壓力。

做這個體位法並抬高髖部時，臀肌會收縮以支撐骨盆重量。肩胛骨回縮，手臂伸展向下緊壓地面。進行時，輕鬆呼吸，可以帶來一種放鬆感受。

雙腿

1. 臀肌收縮以伸展髖部，並支撐骨盆的重量。
2. 膕繩肌收縮以屈曲雙膝。
3. 股四頭肌拉長。
4. 髂腰肌和髖屈肌群拉長。
5. 髖內收肌群使力，以穩固雙腿並保護膝蓋。

雙臂

1a. 三角肌後束收縮，伸展手臂向下緊壓地面。
2a. 肱三頭肌收縮以伸展肘關節。
3a. 前臂的旋前肌群收縮，使掌心向下緊壓地面。
4a. 肩膀肌群收縮，把脊椎固定在肋骨架上。

軀幹

1b. 腹直肌拉長。
2b. 背闊肌收縮來輔助伸展手臂。

SETU BANDHASANA

SET-too bahn-DAHS-anna

Bridge Pose

橋式

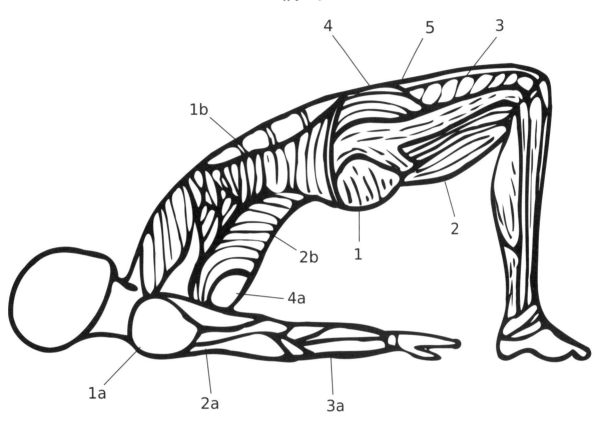

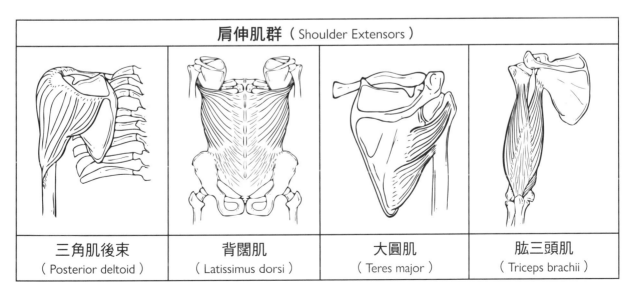

肩伸肌群（Shoulder Extensors）			
三角肌後束 （Posterior deltoid）	背闊肌 （Latissimus dorsi）	大圓肌 （Teres major）	肱三頭肌 （Triceps brachii）

駱駝式
Ustrasana

　　駱駝式藉由重力的幫助來開展前側身體，同時背側身體則收縮以支撐並伸展脊椎，產生一種深度後背彎曲。三角肌後束、背闊肌、大圓肌、棘下肌和肱三頭肌，使手臂向後伸展並抓住腳後跟（腳踵）。斜方肌和菱形肌收縮，使肩胛骨回縮並下壓。這使得頸部後側開展以做出伸展動作。豎脊肌收縮促使脊椎伸展，同時腹直肌則拉長並略微收縮來保護腰椎，以免過度伸展。臀肌和內收肌群收縮，把髖部前推，同時為上半身提供支撐和穩定性。小腿向下緊壓地面，把基礎扎穩。

雙腿

1. 臀肌收縮，使髖部向前伸展。
2. 髖部前推時，髂腰肌拉長。
3. 脛骨向下緊壓地面時，膕繩肌收縮，並在膝關節處使腿屈曲。
4. 股四頭肌拉長，髖部前推且膝蓋彎曲。
5. 腓腸肌收縮，踝部蹠屈並向下緊壓地面。
6. 髖內收肌群收縮，使雙腿向內朝中線移動。

雙臂

1a. 三角肌後束收縮，在肩關節處伸展雙臂。
2a. 雙肩伸展，同時三角肌前束拉長。
3a. 肱三頭肌收縮，在肘關節處伸展雙臂。
4a. 肱二頭肌和喙肱肌拉長且肘部伸展。
5a. 斜方肌下壓並使肩胛骨回縮。
6a. 菱形肌下壓並使肩胛骨回縮。
7a. 棘下肌在肩關節處外旋手臂。
8a. 胸肌拉長。

軀幹

1b. 豎脊肌使脊椎伸展。
2b. 腰方肌伸展腰椎。
3b. 脊椎伸展時，腹肌拉長並略微收縮以保護脊椎。

USTRASANA
oosh-TRAHS-anna
Camel Pose
駱駝式

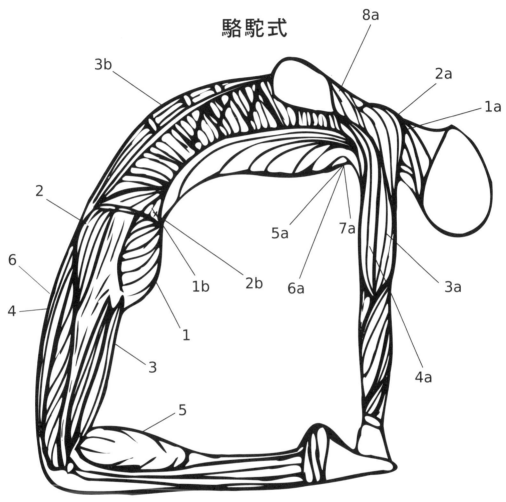

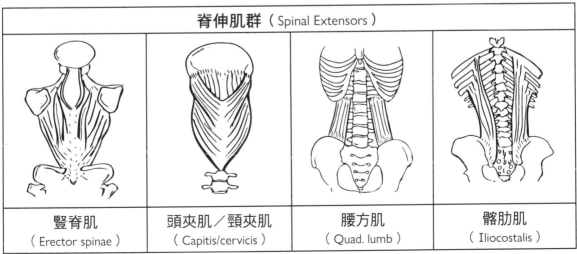

豎脊肌 （ Erector spinae ）	頭夾肌／頸夾肌 （ Capitis/cervicis ）	腰方肌 （ Quad. lumb ）	髂肋肌 （ Iliocostalis ）

脊伸肌群（ Spinal Extensors ）

貓式
Marjaryasana

　　貓式通常都與牛式結合，能使脊椎溫和地屈曲、伸展。首先從腳踝開始，腓腸肌收縮使小腿和踝關節向下緊壓地面，與地面產生穩固的連結。膕繩肌收縮以屈曲雙膝，同時髖屈肌收縮，使髖部屈曲。腹直肌和腹橫肌用力並使脊椎屈曲。肩胛骨前突彼此遠離，同時斜方肌的橫束纖維和菱形肌拉長。頸前肌群收縮，使頸椎伸展。

雙腿

1. 臀肌收縮將髖部向前推動。
2. 髂腰肌收縮，並在髖關節處屈曲雙腿。
3. 髖內收肌群使力，以穩固髖部。
4. 膕繩肌收縮，並在膝關節處屈曲雙腿。
5. 腳向下緊壓地面，同時腓腸肌收縮使踝關節蹠屈，足尖伸直。

軀幹

1b. 腹直肌收縮，使脊椎屈曲。
2b. 肩屈曲且背闊肌拉長。

雙臂

1a. 三角肌前束收縮，在肩關節處屈曲手臂。
2a. 肱三頭肌收縮，使手臂在肘關節處伸展。
3a. 前臂屈肌群收縮以屈曲腕關節，並使掌心向下緊壓地面。

MARJARYASANA

mhar-jhar-YHAS-anna
Cat Pose

貓式

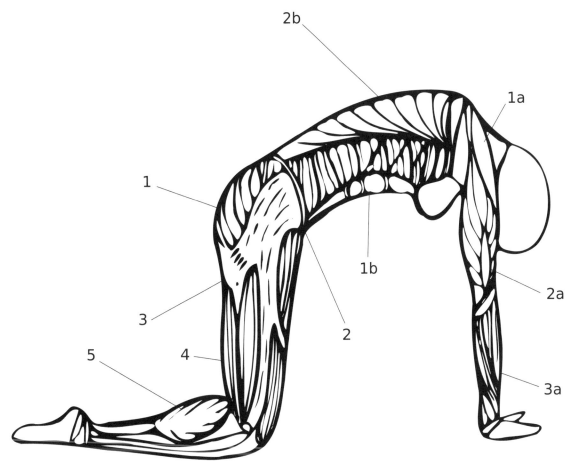

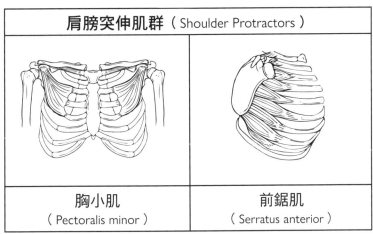

肩膀突伸肌群（Shoulder Protractors）	
胸小肌 （Pectoralis minor）	前鋸肌 （Serratus anterior）

椅式

Utkatasana

椅式藉著重力的幫助，為脊椎和肩膀增強力量。三角肌中束收縮，使手臂在肩關節處外展。肩胛骨下壓並回縮，定錨於肋骨架，並為手臂提供穩定性。腹直肌收縮穩固脊椎，同時髖屈肌群則深度收縮以屈曲髖部。

做椅式時，將你的髖部後推，把體重轉移到腳後跟，並嘗試以雙腳貼地外撐。這些動作的目的，都是為了讓你的臀肌發揮力量（雙腳嘗試貼地外撐時，便能觸動臀中肌）。臀肌收縮時，能支撐骨盆重量，並減輕落在下背、膝蓋和腳踝的壓力。其變體會讓脊椎旋轉，使腹斜肌強化力量、對側腹斜肌拉開長度。

雙腿

1. 髂腰肌和髖屈肌群深度收縮，在髖關節處屈曲雙腿。
2. 股四頭肌拉長，輔助膕繩肌進行拮抗收縮。
3. 腓腸肌收縮，使雙腳向下緊壓地面。
4. 膕繩肌收縮以屈曲膝蓋，並支撐大腿的重量。
5. 臀肌收縮，支撐骨盆的重量。

雙臂

1a. 三角肌中束收縮，使手臂外展。
2a. 肱三頭肌收縮時，肱二頭肌也隨之拉長。
3a. 斜方肌收縮，下壓肩胛骨並增加肩關節穩定性。
4a. 菱形肌拉動肩胛骨相互靠近。

軀幹

1b. 腹直肌收縮以穩固脊椎。
2b. 腹斜肌收縮使脊椎旋轉，對側腹斜肌拉開長度。

UTKATASANA

OOT-kah-TAHS-anna
Chair Pose (Variation)
椅式（變體）

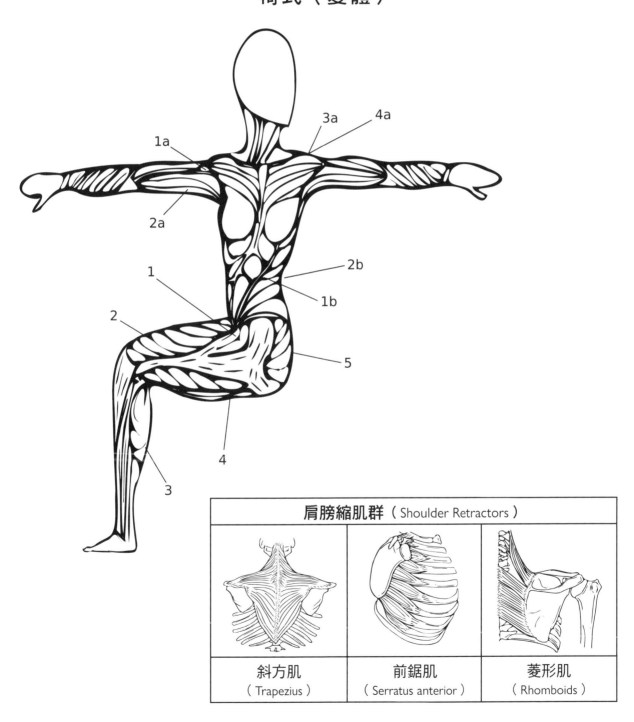

肩膀縮肌群（Shoulder Retractors）		
斜方肌（Trapezius）	前鋸肌（Serratus anterior）	菱形肌（Rhomboids）

嬰兒式
Balasana

插圖中的人物正在進行嬰兒式，這樣可以更清楚地呈現肌肉的面貌。這種靜止體位法，與重力一起幫助放鬆身體向下緊壓地面。股四頭肌拉長，以幫助膕繩肌使雙膝做深度屈曲。髖屈肌群收縮以深度屈曲髖部，同時臀肌和髖伸肌群則拉長以協助髖屈肌群。脊椎拉長，且三角肌前束屈曲手臂，使其向前伸出。由於髖部和雙膝呈深度屈曲，若髖伸肌群和膝伸肌群有緊繃現象，就會抑制這個體位法所需要的深度屈曲。倘若髖伸肌群很緊繃，做這個體位法時感覺不適，可以拿瑜伽道具置於膝下或髖部底下，就能增加舒適度並減輕疼痛。

雙腿

1. 髂腰肌深度收縮，使腿在髖關節處屈曲。
2. 臀大肌拉長。
3. 膕繩肌收縮。
4. 股四頭肌拉長。
5. 髖內收肌群收縮，使大腿向內朝中線移動。

軀幹

1b. 腹肌略微收縮以支撐脊椎前側。

雙臂

1a. 三角肌前束收縮，使肩關節屈曲。
2a. 肱三頭肌收縮，使雙臂在肘關節處伸展。
3a. 斜方肌收縮以穩固肩胛骨。
4a. 掌心向下緊壓地面，同時前臂肌群也發揮力量。

BALASANA
bah-LAHS-anna
Child's Pose
嬰兒式

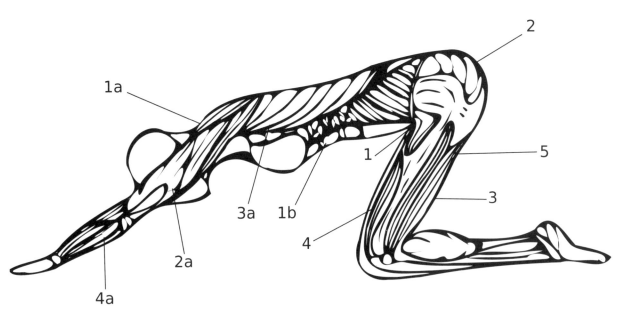

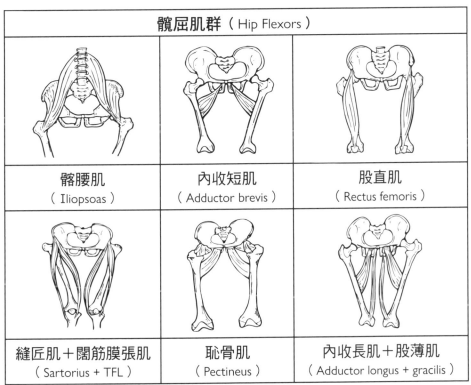

髖屈肌群 (Hip Flexors)		
髂腰肌 (Iliopsoas)	內收短肌 (Adductor brevis)	股直肌 (Rectus femoris)
縫匠肌＋闊筋膜張肌 (Sartorius + TFL)	恥骨肌 (Pectineus)	內收長肌＋股薄肌 (Adductor longus + gracilis)

舞王式
Natarajasana

　　舞王式能為身體和心靈帶來力量與平衡。當站立的腿保持平衡並向下緊壓地面，臀中肌便會啟動，為髖關節帶來力量和穩定性。腹直肌拉長並繃緊，保護脊椎以免過度伸展。三角肌後束和肩伸肌群收縮，使手臂後伸並與腳相觸。這個體位法需要高度專注於身體以求平衡，從而為心靈帶來平衡。

雙腿

1. 臀大肌收縮以伸展並抬高腿部。
2. 腿向後伸展，髂腰肌和髖屈肌群都隨之拉長。
3. 髖內收肌群和臀肌使力，協助穩固站立的腿。
4. 抬高的腿膝蓋屈曲，股四頭肌隨之拉長。
5. 抬高的腿膕繩肌收縮，伸展髖部並屈曲膝蓋。
6. 腓腸肌收縮並使踝關節蹠屈，足尖伸直。

軀幹

1b. 腹直肌拉長並繃緊來保護脊椎，以免過度伸展。
2b. 背闊肌協助手臂伸展。

雙臂

1a. 肱二頭肌拉長，同時肱三頭肌收縮並在肘關節處拉直手臂。
2a. 三角肌後束使手臂向後伸展，握住抬高的腿的踝關節。
3a. 三角肌前束拉長。
4a. 斜方肌收縮，使肩胛骨下壓。

NATARAJASANA

nuh-thar-uh-jah-suh-nuh
Lord of the Dance Pose

舞王式

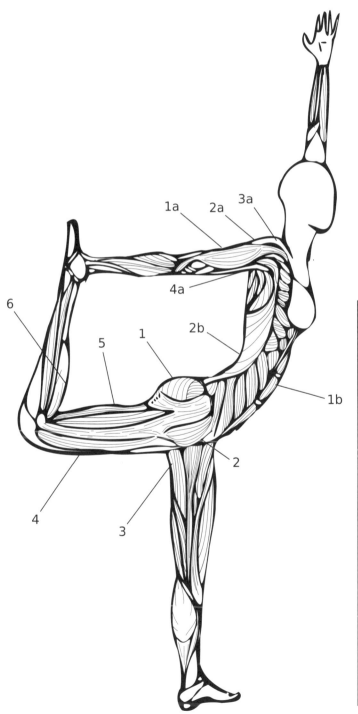

脊伸肌群（Spinal Extensors）	
豎脊肌 （Erector spinae）	腰方肌 （Quad. lumbo）
髂肋肌 （Iliocostalis）	頭夾肌／頸夾肌 （Capitis/cervicis）

弓式

Dhanurasana

弓式是一種深度後彎的體位法，會自然地伸張身體前側的肌肉群，並收縮、增強身體後側的肌肉群。首先從肩胛骨開始，三角肌後束收縮，並使手臂向後伸展觸及腳踝：這個動作能使胸肌拉長。斜方肌收縮，並下壓肩胛骨朝後背向下滑動，同時菱形肌收縮，使肩胛骨朝中線向內滑動，所有肌肉協同運作以穩固肩關節，雙手則與腳踝結合。最重要的是，把注意力集中於三角肌前束在這種體位法下的深度伸張。倘若伸張帶來不適，負責任的練習能適度加強你的伸展動作。

接著轉移到脊椎，豎脊肌收縮使脊椎伸展，同時使腹直肌拉長。練習能使脊椎深度伸展的體位法時，腹直肌也略微收縮，來保護脊椎，以免進入過度伸展狀態。髖部由臀肌收縮推動向下緊壓地面，也使髖屈肌群自然拉長。髖部伸展時，股四頭肌隨之拉長，同時膕繩肌收縮使膝關節屈曲。腳踝藉由腓腸肌收縮，帶入蹠屈曲狀態。這樣就能產生強健的踝關節供雙手抓握。練習這項體位法時，吸氣進入胸腔，可以幫助擴胸。

雙腿

1. 膕繩肌收縮，使雙腿在膝關節處屈曲。
2. 髖部向下緊壓地面時，臀肌隨之收縮。
3. 股四頭肌拉長。
4. 髖部伸展時，髂腰肌隨之拉長。
5. 腓腸肌收縮，使腳在踝關節處做蹠屈曲動作。

雙臂

1a. 三角肌後束收縮，使雙臂朝雙腳伸展。
2a. 肱三頭肌收縮，使肘關節伸展。
3a. 肱二頭肌拉長。
4a. 雙臂朝雙腳伸展時，背闊肌隨之收縮。
5a. 雙臂伸展時，胸肌隨之拉長。

軀幹

1b. 脊椎伸展時，腹直肌隨之拉長。

DHANURASANA
DON-your-ahs-UN-ah
Bow Pose
弓式

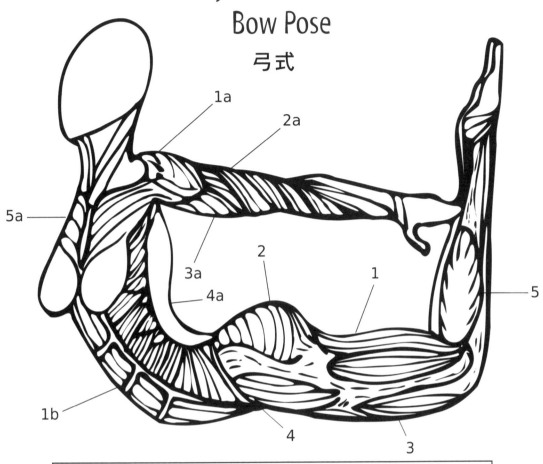

髖伸肌群（Hip Extensors）		
臀大肌 （Gluteus maximus）	半腱肌 （Semitendinosus）	內收大肌 （Adductor magnus）
臀中肌 （Gluteus medius）	股二頭肌 （Biceps femoris）	半膜肌 （Semimembranosus）

站立腿上提式
Utthita Hasta Padangusthasana

站立腿上提式，需要以單腿（動用臀中肌來）扎穩基礎，同時抬高的那條腿的內收肌群長度必須夠長，而外展肌群的肌力則必須夠強。別忘了，倘若出現疼痛或不適狀況，務必讓抬高的那條腿保持彎曲。

站立的那條腿向下緊壓地面，為身體提供穩定性。臀肌和髂腰肌收縮來穩固站立的腿、髖關節以及脊椎。抬高的那條腿外旋，並外展以與手相觸。注視固定的位置，呼吸務求穩定。

站立的腿

1. 臀肌收縮，使雙腳向下緊壓地面。
2. 臀中肌收縮，穩固外側髖部。
3. 闊筋膜張肌收縮，穩固外側髖部。
4. 肱四頭肌收縮，使腿在膝關節處伸展。
5. 脛骨前肌收縮，使腳踵向下緊壓地面。
6. 腓腸肌收縮，使蹠骨球向下緊壓地面。

雙臂

1b. 三角肌中束收縮，外展手臂。
2b. 肩膀的外旋肌群收縮。
3b. 肱三頭肌使手臂在手肘處伸展。

外展的腿

1a. 髖外展肌群具有能使腿遠離身體中線的作用。
2a. 髖內收肌群拉長並協助髖外展肌群（拮抗肌）。
3a. 髂腰肌和髖部的屈肌群收縮，使腿進入屈曲狀態。
4a. 髖外旋肌群使腿外旋。
5a. 股四頭肌收縮，使腿在膝關節處伸展。
6a. 膕繩肌拉長並協助股四頭肌（拮抗肌）。
7a. 腳背屈時，脛骨前肌隨之收縮。

軀幹

1c. 腹肌收縮，穩固脊椎前側。
2c. 豎脊肌收縮，穩固並拉長脊椎後側。

UTTHITA HASTA PADANGUSTHASANA

oo-TEE-tah HA-sta pad-an-goosh-TAHS-anna

Extended Hand—Toe Pose

站立腿上提式

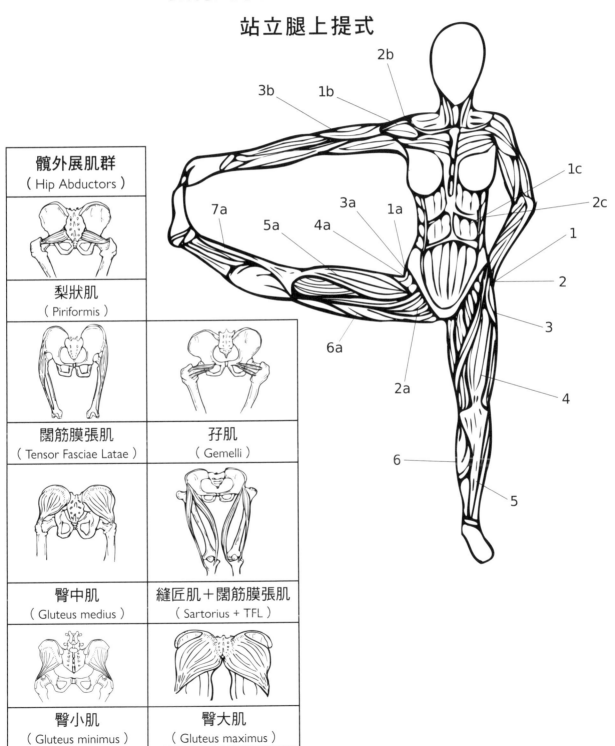

髖外展肌群 (Hip Abductors)	
梨狀肌 (Piriformis)	
闊筋膜張肌 (Tensor Fasciae Latae)	孖肌 (Gemelli)
臀中肌 (Gluteus medius)	縫匠肌＋闊筋膜張肌 (Sartorius + TFL)
臀小肌 (Gluteus minimus)	臀大肌 (Gluteus maximus)

反向棒式
Purvottanasana

　　這是一種脊椎的深度伸展，能增強身體後側肌肉群的力量，同時延伸前側肌肉群的長度。臀肌和髖伸肌群收縮，使髖部上推，並支撐骨盆的重量。豎脊肌收縮，使後背進入伸展狀態。三角肌前束強力收縮，使手臂屈曲並高舉過頭，同時使三角肌後束產生一種深度伸張狀態。斜方肌和菱形肌下壓並回縮肩胛骨，同時對肩關節產生支撐作用。腹直肌拉長並繃緊以保護腰椎。股四頭肌收縮以拉直雙腿，同時腓腸肌和比目魚肌等小腿後肌收縮，使雙腳向下緊壓地面。

雙腿

1. 臀肌收縮，使腿在髖關節處伸展。
2. 髂腰肌拉長並協助臀肌伸展（拮抗肌）。
3. 股四頭肌收縮，使腿在膝關節處伸展。
4. 膕繩肌略微收縮，同時臀肌在髖關節處使腿進入伸展狀態。
5. 腓腸肌和比目魚肌收縮，同時腳下推緊壓地面。

雙臂

1a. 背闊肌收縮，同時雙臂屈曲。
2a. 三角肌後束拉長。
3a. 斜方肌收縮，並下壓肩胛骨沿著後背下滑。
4a. 胸肌使力，同時雙臂向內朝中線推擠。
5a. 肱二頭肌收縮，使肘關節屈曲。

軀幹

1b. 脊椎伸展之後，腹直肌隨之拉長。
2b. 豎脊肌收縮並使腰椎伸展。

PURVOTTANASANA

pur-voh-than-ahs-ana

Upward Plank Pose (Forearm Variation)

反向棒式（前臂變體）

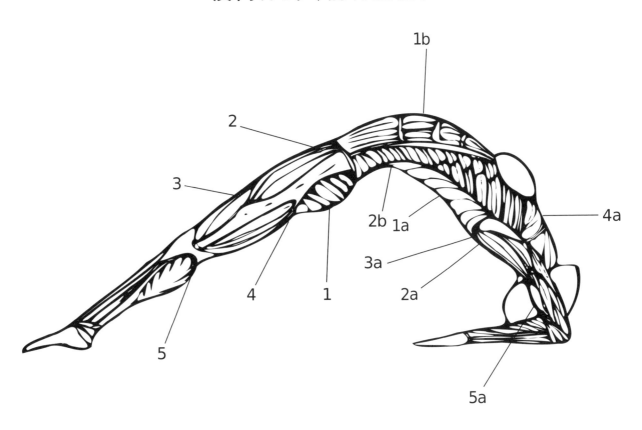

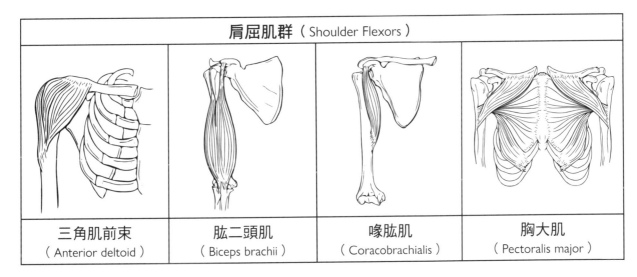

肩屈肌群（Shoulder Flexors）			
三角肌前束 （Anterior deltoid）	肱二頭肌 （Biceps brachii）	喙肱肌 （Coracobrachialis）	胸大肌 （Pectoralis major）

女神式

Utkata Konasana

女神式能為髖部增強力量和熱度。髖部的外旋肌群和外展肌群收縮、旋轉，可使大腿遠離中線。髂腰肌和髖屈肌群擠壓，使雙腿在髖部屈曲，同時也支撐軀幹的重量。腹直肌和豎脊肌略微收縮以穩固脊椎。膕繩肌收縮，使腿在膝關節處屈曲，同時股四頭肌拉長。三角肌的中束纖維收縮，使雙臂外展遠離身體中線。壓低髖部的同時，也把髖部外推，並將你的重量置於腳後跟來使臀肌發揮力量。這麼做能為髖部帶來穩定性和強健的力量。

雙腿

1. 髖外旋肌群收縮，使腿外旋。
2. 膕繩肌收縮，使腿在膝關節處屈曲。
3. 脛骨前肌收縮，使腳向下緊壓地面。
4. 髖內旋肌群在髖關節處拉長。
5. 縫匠肌使大腿外旋。

軀幹

1b. 豎脊肌收縮，拉長脊椎。
2b. 腹直肌收縮，保護並穩固脊椎。

雙臂

1a. 手臂伸展，肱二頭肌隨之拉長。
2a. 肱三頭肌收縮，使手臂在肘關節處伸展。
3a. 三角肌中束收縮，使手臂外展。
4a. 棘上肌協助外展雙臂。
5a. 菱形肌回縮，肩胛骨向內朝身體中線移動。
6a. 斜方肌收縮，穩固並下壓肩胛骨。

UTKATA KONASANA

oot-kha-tah cone-AHS-anna
Goddess Pose
女神式

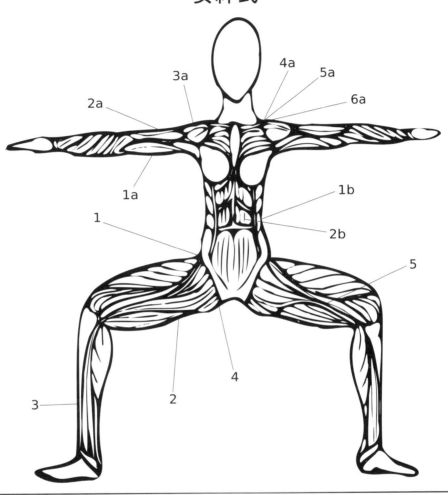

髖屈肌群（Hip Flexors）		
髂腰肌 （Iliopsoas）	內收短肌 （Adductor brevis）	股直肌 （Rectus femoris）
縫匠肌＋闊筋膜張肌 （Sartorius + TFL）	恥骨肌 （Pectineus）	內收長肌＋股薄肌 （Adductor longus + gracilis）

半月式

Ardha Chandrasana

　　半月式能增進肌力、平衡和專注力。強健穩固的骨盆，能帶來根基穩固的安定感。站立的腿根植於地面，使用股四頭肌和臀肌為膝蓋及髖關節帶來穩定性。髖部的外展肌群和外旋肌群收縮，以堆置骨盆並抬起一條腿。站立的那條腿，髖屈肌群收縮，使髖部向前屈曲。抬高的那條腿，經收縮臀肌和髖伸肌群，從而向後伸展。股四頭肌收縮，以伸展並穩固抬高的腿。站立的腿屈曲後，脊椎隨之向前拉長，並使用脊椎側屈肌群支撐脊椎的重量，使脊椎向地面接近。三角肌中束和肩外展肌群收縮，使手臂外展並遠離身體。肱三頭肌和肘伸肌群收縮並伸展肘關節，同時雙手從身體向外伸出。

前腿

1. 臀肌收縮，穩固骨盆和股骨頭。
2. 大腿的外展肌群收縮以抬起腿。
3. 脛骨前肌收縮，使腳踝背屈。
4. 大腿的內收肌群伸張。
5. 髂腰肌收縮，使腿在髖關節處屈曲，並使骨盆保持平衡。

軀幹

1b. 腹斜肌收縮以穩固脊椎。
2b. 腹肌收縮以穩固脊椎。
3b. 菱形肌收縮以內收肩胛骨，使它們向內朝脊椎滑動，保持肩部的穩固。

後腿

1a. 臀肌收縮以伸展並穩固腿部。
2a. 大腿的外展肌群收縮以抬高腿部。
3a. 髖部的外旋肌群收縮，使腿在髖關節處外旋。
4a. 大腿的內收肌群伸張。
5a. 股四頭肌收縮，使腿在膝關節處做出伸展動作。
6a. 腓腸肌拉長。

雙臂

1c. 三角肌中束收縮，使手臂在肩關節處外展。
2c. 斜方肌收縮，穩固肩關節。
3c. 肱三頭肌收縮，使手臂在肘關節處伸展。

ARDHA CHANDRASANA
ard-HA chan-DRAS-anna
Half Moon Pose
半月式

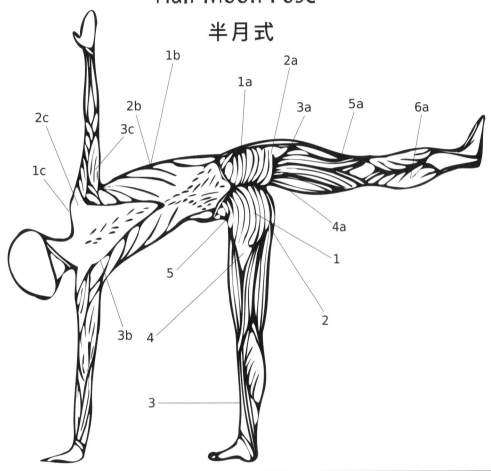

髖外展肌群（Hip Abductors）		
臀小肌（Gluteus minimus）	臀大肌（Gluteus maximus）	孖肌（Gemelli）
縫匠肌＋股薄肌（Sartorius + gracilis）	闊筋膜張肌（TFL）	梨狀肌（Piriformis）	臀中肌（Gluteus medius）

251

猴式

Hanumasana

　　猴式是髖伸肌群和髖屈肌群的高強度伸張動作。前腿的髖屈肌群強力收縮可使腿前伸，引發前腿髖伸肌群的強力伸張。後腿的髖伸肌群強力收縮可使腿向後伸展，引發後腿的強力伸張。這些動作同時執行，則能將兩腿拉開，使骨盆朝地面下沉。當骨盆下沉，膕繩肌也隨之拉長，同時股四頭肌發揮功能，拉直雙腿伸展開來。強健的內收肌群使雙腿向內朝中線移動，並發揮功能穩固骨盆。腹直肌和豎脊肌收縮，穩固並伸展脊椎。為了避免受傷，有一點很重要，就是在嘗試執行這個體位法之前，先讓適當的肌肉群做好準備。

前腿

1. 股四頭肌收縮，使腿在膝關節處伸展。
2. 膕繩肌拉長，協助股四頭肌伸展。
3. 髂腰肌和髖屈肌群收縮，使髖關節屈曲。
4. 臀大肌拉長。
5. 闊筋膜張肌和臀中肌藉由內旋以穩固外側髖部。

雙臂

1b. 斜方肌收縮，下壓肩胛骨沿著後背下滑。
2b. 三角肌前束收縮，使雙臂在肩關節處屈曲。

後腿

1a. 臀大肌和髖伸肌群收縮，使腿在髖關節處伸展。
2a. 闊筋膜張肌和臀中肌藉由內旋，穩固外側髖部。
3a. 髂腰肌和髖屈肌群拉長，協助臀肌伸展（拮抗肌）。
4a. 股四頭肌收縮，使腿在膝關節處伸展。
5a. 腓腸肌收縮，使踝關節進入蹠屈曲狀態並向下緊壓地面。

軀幹

1c. 豎脊肌收縮，伸展脊椎。
2c. 腹直肌收縮，穩固並保護脊椎。

HANUMASANA
ha-new-mahn-AHS-anna
Monkey Pose
猴式

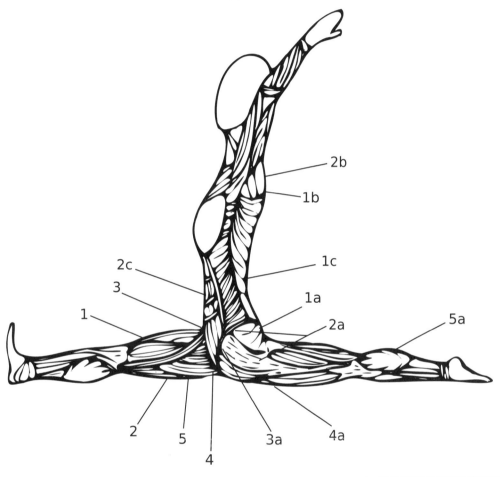

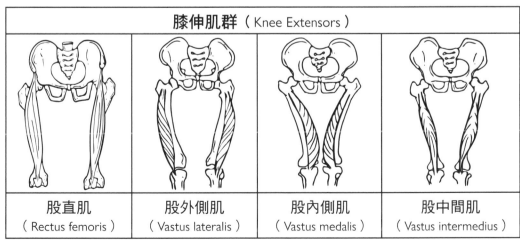

膝伸肌群（Knee Extensors）			
股直肌 （Rectus femoris）	股外側肌 （Vastus lateralis）	股內側肌 （Vastus medalis）	股中間肌 （Vastus intermedius）

支撐頭倒立式

Salamba Sirsasana

為了預防做這個體位法時受傷，絕對有必要養成強健的肩關節，才能保護頸部和脊椎。強健的肩膀能扎穩基礎來支撐體重。當身體足夠強壯，有能力倒立支撐自己的重量，保持平衡就是關鍵焦點。

許多肌肉都可以幫助身體在倒立時取得平衡，不過其中以骨盆底和腹橫肌扮演最重要的角色。把注意力集中在這些肌肉的收縮上，可以為核心體的肌肉群帶來平衡和根柢力量。當骨盆底收縮時，髖部內收肌群便使雙腿向內朝中線移動，同時雙腿也朝頭部的反方向伸出。

進行這個體位法時，髖部和脊椎的伸肌群及屈肌群都開始啟動，對脊椎與骨盆發揮支撐作用，並維持正中平衡。

雙腿

1. 內收肌群使力，使雙腿向內朝中線移動。
2. 髖屈肌群使力，為髖部前側提供穩定性。
3. 髖伸肌群使力，為髖部後側提供支撐。
4. 股四頭肌使力，使腿在膝關節處伸展。

軀幹

1b. 骨盆底肌群收縮以穩固骨盆，也為腹肌帶來強度。
2b. 腹直肌收縮，穩固脊椎前側。
3b. 豎脊肌收縮，穩固脊椎後側。

雙臂

1a. 肱二頭肌收縮，使手臂在肘關節處屈曲。
2a. 三角肌前束收縮，使手臂在肩關節處屈曲。
3a. 肩胛骨上旋肌群收縮，並在屈曲時穩定肩關節。

SALAMBA SIRSASANA

sah-lham-bah sir-ah-suh-nuh

Supported Headstand 支撐頭倒立式

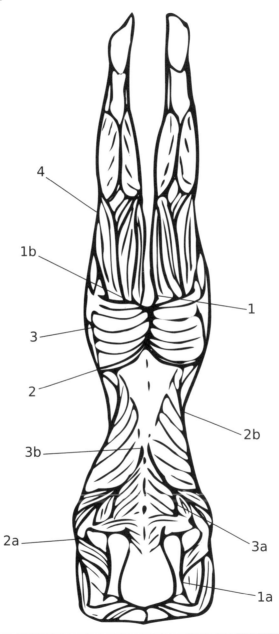

4

1b

3

1

2

2b

3b

2a

3a

1a

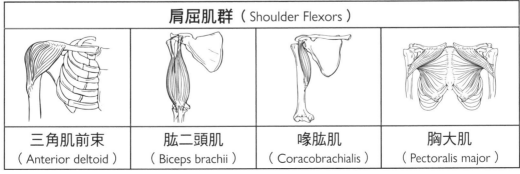

肩屈肌群（Shoulder Flexors）			
三角肌前束 （Anterior deltoid）	肱二頭肌 （Biceps brachii）	喙肱肌 （Coracobrachialis）	胸大肌 （Pectoralis major）

單腿下犬式

Eka Pada Adho Mukha Svanasana

　　這種下犬式變體為身體帶來的好處與下犬式雷同，這個變體多了抬腿的動作，能鍛鍊該腿伸肌群的肌力。肩膀的外旋肌群收縮，使肱骨頭外旋遠離身體中線。斜方肌收縮以下壓並穩固肩胛骨，騰出頸背空間。腹直肌和骨盆底肌群收縮以保護脊椎。站立的那條腿的髖屈肌群擠壓以屈曲髖部，髖部內旋肌群收縮，使腿向內朝身體中線轉動。股四頭肌收縮，在膝關節處將腿拉直，同時脛骨前肌收縮，使腳後跟向下緊壓地面。抬高的那條腿的臀肌收縮，在髖部使腿伸展，同時股四頭肌繃緊以伸展抬高的腿。

雙腿

1. 股四頭肌收縮，使腿在膝關節處拉直。
2. 股四頭肌收縮，膕繩肌隨之拉長。
3. 髂腰肌收縮，使腿在髖關節處屈曲。
4. 恥骨肌收縮，協助髖關節屈曲。
5. 縫匠肌收縮，使腿在髖部屈曲。
6. 闊筋膜張肌和臀中肌，安定髖關節並內旋雙腿。
7. 臀肌收縮，使腿伸展並抬高。

雙臂

1a. 肱三頭肌使手臂在肘關節處伸展。
2a. 肱三頭肌收縮，肱二頭肌隨之拉長。
3a. 棘下肌在肩關節處外旋手臂。
4a. 小圓肌在肩關節處外旋手臂。
5a. 菱形肌下壓並回縮肩胛骨。
6a. 斜方肌下壓並回縮肩胛骨。

軀幹

1b. 豎脊肌收縮並伸展腰椎。
2b. 腰方肌伸展腰椎。
3b. 腹肌和骨盆底肌群收縮以穩固並保護脊椎。

EKA PADA ADHO MUKHA SVANASANA

eh-kah pah-dah ah-doh MOO-kuh shvan-AHS-anna

One-Legged Downward Dog

單腿下犬式

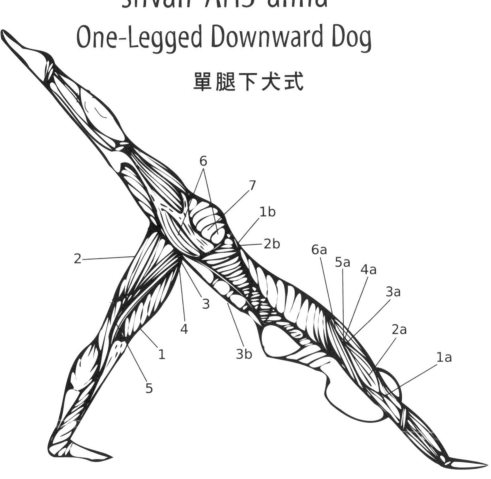

肩外旋肌群 （ Shoulder External Rotators ）		
棘上肌 （ Supraspinatus ）	棘下肌 （ Infraspinatus ）	小圓肌＋大圓肌 （ Teres minor + major ）

犁式

Halasana

　　通常在肩倒立式之後接著進行，犁式是開展身體後背的體位法。三角肌後束纖維和肱三頭肌收縮，使手臂伸展並向下緊壓地面。斜方肌收縮並下壓肩胛骨沿著後背下滑，讓後頸有空間可以伸展。後腦向下緊壓地面以保護頸椎，同時當雙腿抬高過頭時，胸椎與腰椎也隨之拉長並屈曲。髖屈肌群收縮，使雙腿高舉過頭，同時股四頭肌發揮力量，使雙腿在膝蓋處伸展。

雙腿

1. 髂腰肌和髖屈肌群擠壓，以穩固並屈曲髖部。
2. 恥骨肌收縮，協助髖部屈曲。
3. 髖內收肌群收縮，讓大腿朝中線內收。
4. 股四頭肌收縮，使腿部在膝關節處進入伸展狀態。
5. 膕繩肌拉長。

軀幹

1b. 腰方肌收縮以穩固腰椎。
2b. 腹肌和骨盆底肌群收縮，以平衡並穩固脊椎。
3b. 豎脊肌收縮，以穩固並拉長脊椎。

雙臂

1a. 三角肌後束纖維收縮，使肩膀進入伸展狀態，並使手臂向下緊壓地面。
2a. 肩膀內收肌群收縮，使手臂向內朝中線移動。
3a. 斜方肌收縮以下壓肩胛骨。
4a. 菱形肌收縮以回縮肩胛骨。
5a. 肱三頭肌收縮，使手臂在肘關節處伸展，並使手臂向下緊壓地面。
6a. 前臂屈肌群使力，使雙手向下緊壓地面。

HALASANA
hah-LAHS-anna
Plow Pose
犁式

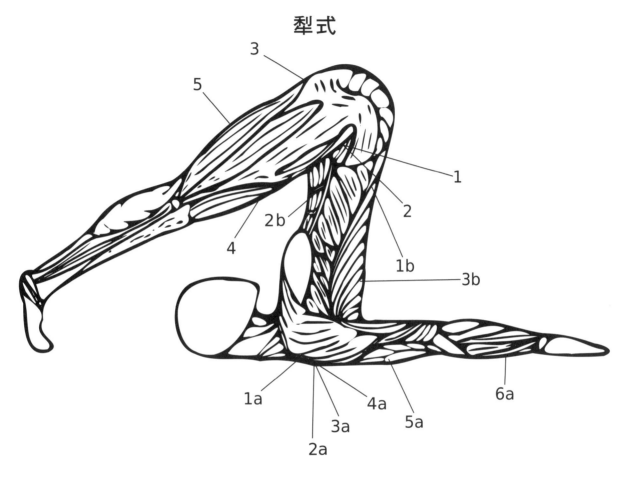

3
5
1
2
2b
2a
4
1b
3b
1a
4a
3a
5a
6a

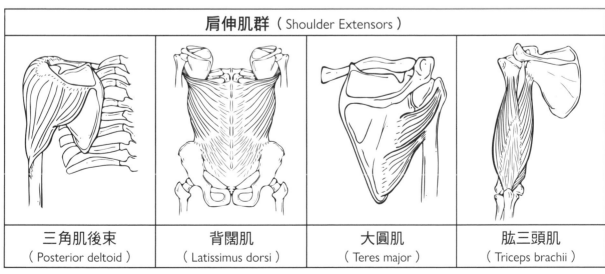

肩伸肌群（Shoulder Extensors）			
三角肌後束 （Posterior deltoid）	背闊肌 （Latissimus dorsi）	大圓肌 （Teres major）	肱三頭肌 （Triceps brachii）

深度側彎延展式

Parsvottanasana

做深度側彎延展式時，髖部屈曲且股四頭肌收縮，使雙腿在膝關節處伸直，這時膕繩肌便隨之大幅拉長。髖內收肌群發揮力量，使雙腿向內朝中線移動，並為骨盆帶來穩定性。髖屈肌群收縮，使軀幹向前彎曲。髖部屈曲時，臀肌和髖伸肌群隨之開展並拉長。腹直肌收縮並使脊椎屈曲朝雙腳靠近，從而讓脊椎的伸肌（豎脊肌）群做出長伸張動作。

練習這個體位法時，取決於手臂的變化姿勢，三角肌前束纖維在肩關節處屈曲手臂，同時肱三頭肌伸展肘關節，拉長前臂朝地面移動。這個體位法採取狹窄的站姿，因此需要專注和平衡。倘若身體感覺舒適，且髖屈肌群強健又穩固，脊椎屈曲動作就可以加深，促成更大幅度的後側伸張。倘若身體覺得不平衡，可以放寬站姿。

雙腿

1. 髂腰肌收縮以屈曲髖部。
2. 髖部屈曲，臀大肌隨之拉長。
3. 髖部屈曲，膕繩肌隨之拉長。
4. 股四頭肌收縮並挺直雙膝。
5. 小腿的腓腸肌拉長。

軀幹

1b. 腹直肌使軀幹向前屈曲。

雙臂

1a. 斜方肌下壓肩胛骨，使其沿著後背下滑。
2a. 菱形肌拉動肩胛骨，使其沿著後背下滑。
3a. 三角肌前束纖維收縮，使手臂在肩關節處屈曲。
4a. 肱三頭肌收縮，使手臂在肘關節處伸展。

PARSVOTTANASANA

parsh-voh-than-AHS-anna
Intense Side Stretch
深度側彎延展式

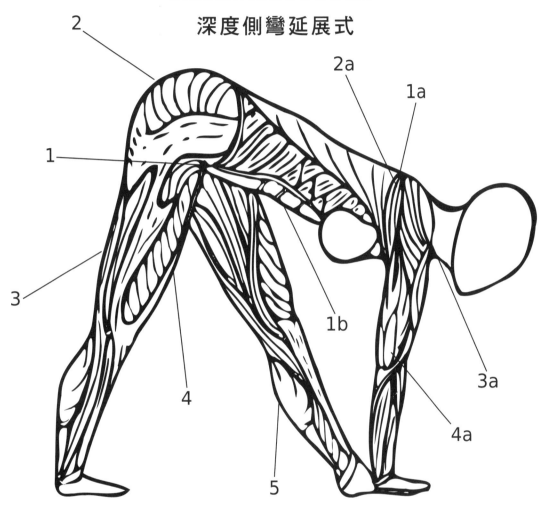

2

2a

1a

1

1b

3

3a

4

4a

5

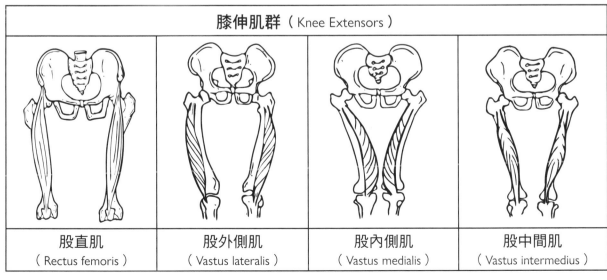

膝伸肌群（Knee Extensors）			
股直肌 （Rectus femoris）	股外側肌 （Vastus lateralis）	股內側肌 （Vastus medialis）	股中間肌 （Vastus intermedius）

側展臂山式
Parsva Urdhva Hastasana

這是一種站立側彎的體位法，容許脊椎屈曲並拉長脊椎側屈肌群。側屈肌群沿著脊椎兩側分布，彼此拮抗運作。例如，當右側的腹斜肌收縮，左側的腹斜肌就會拉長。這些肌肉也在脊椎伸展時負責穩固脊椎。

進行側展臂山式時，脊椎拉長且側彎，為脊椎帶來振奮精神的清新能量。當手臂高舉過頭時，負責外展肩膀的肌肉群，也可以趁機拉長。

雙腿

1. 股四頭肌收縮，使腿在膝關節處伸展。
2. 臀肌收縮以穩固骨盆，並使腿向下緊壓地面。

軀幹

1b. 腹內斜肌和腹外斜肌與側屈肌群協力收縮，並使脊椎進行側屈曲。
2b. 腹內斜肌和腹外斜肌與脊椎側屈肌群（對側）拉長，協助使脊椎進行側屈曲。
3b. 腹直肌和腹橫肌收縮，支撐脊椎前側並穩定腹腔內器官。

雙臂

1a. 斜方肌收縮，下壓肩胛骨沿著背部下滑。
2a. 菱形肌收縮，以回縮並穩固肩胛骨。
3a. 肱三頭肌在肘關節處拉長手臂。
4a. 三角肌的前束纖維和中束纖維收縮，使手臂在肩關節處屈曲並外展。

PARSVA URDHVA HASTASANA

parsva OORD-vah hah-stah-sanna
Upward Salute Pose
側展臂山式

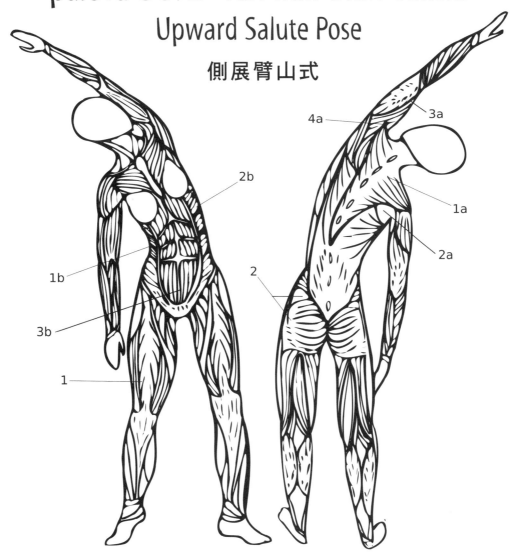

側屈肌群（Lateral Flexors）			
腹內斜肌 （Internal obliques）	腹外斜肌 （External obliques）	腰方肌 （Quad. lumb）	髂肋肌 （Iliocostalis）
豎脊肌 （Erector spinae）	腹直肌 （Rectus abdominis）	髂腰肌 （Iliopsoas）	背闊肌 （Latiss. dorsi）

半眼鏡蛇式
Salamba Bhujangasana

半眼鏡蛇式能使脊椎進行溫和的伸展，具有強化脊椎深層肌群的作用，同時還能開展身體前側的肌肉群。掌心向下緊壓地面，同時前臂屈肌群收縮。三角肌後束纖維收縮，使手臂在肩關節處伸展，同時把前臂向後拉使其抵住地面，進一步伸展胸椎並開展胸部。臀肌和髖部內收肌群，以及骨盆底肌群收縮，使髖部向下緊壓地面，讓下半身扎穩根基。股四頭肌和腓腸肌收縮，使雙腿向下緊壓地面。

雙腿

1. 臀大肌和髖內收肌群收縮，使髖部向下緊壓地面。
2. 髂腰肌跨越髖關節延伸拉長。
3. 腓腸肌收縮，使腳踝蹠屈向下緊壓地面。

軀幹

1b. 腹肌拉長並略微收縮，在脊椎伸展時發揮保護作用。
2b. 豎脊肌收縮，使脊椎伸展。

雙臂

1a. 三角肌後束纖維收縮，把手臂拉朝後方，同時胸椎伸展並向前開展。
2a. 肱二頭肌收縮，使手臂在肘關節處伸展。
3a. 掌心向下緊壓地面，同時前臂肌群使力。

SALAMBA BHUJANGASANA

sah-lum-bah boo-jahn-g-AHS-ana

Sphinx Pose

半眼鏡蛇式

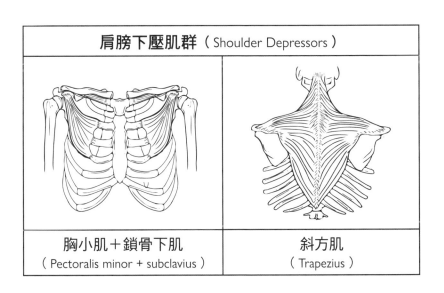

肩膀下壓肌群（Shoulder Depressors）	
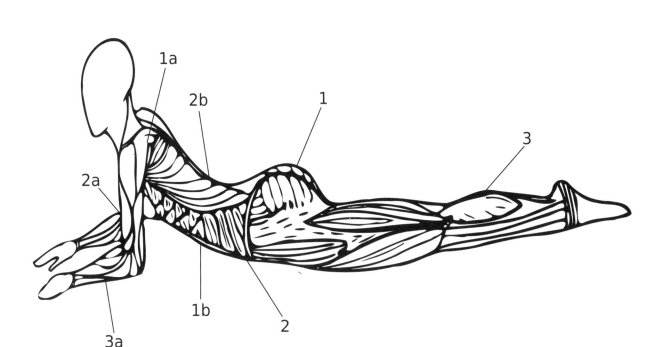	
胸小肌＋鎖骨下肌 （Pectoralis minor + subclavius）	斜方肌 （Trapezius）

蹲坐式
Upavesasana

　　蹲坐式需要髖屈肌群的深度屈曲，同時髖伸肌群也必須拉到足夠的長度。髖屈曲時，髖部的內收肌群也發揮力量，使膝蓋朝中線推擠，為骨盆帶來平衡與穩定性。使髖內收肌群發揮力量的同時，也侷限了雙腿動作，約束它們的外展程度。當骨盆朝地面下沉，脊椎便由腹直肌來支撐。這種體位法可以用來喚醒髖屈肌群和內收肌群，為其他體位法預做準備。

雙腿

1. 髂腰肌和髖屈肌群深度收縮，使髖關節屈曲。
2. 膕繩肌收縮，使膝關節屈曲。
3. 股四頭肌放鬆，協助膕繩肌屈曲膝關節。

軀幹

1b. 腹肌收縮以穩固脊椎。
2b. 豎脊肌收縮以穩固脊椎。

雙臂

1a. 肱三頭肌收縮，使雙臂在肘關節處伸展。
2a. 肱二頭肌放鬆，協助肱三頭肌伸展肘關節。
3a. 菱形肌穩固並內收肩胛骨。
4a. 斜方肌收縮以下壓並穩固肩關節。

UPAVESASANA

oo-pah-ve-SHAHS-anna
Squat Pose

蹲坐式

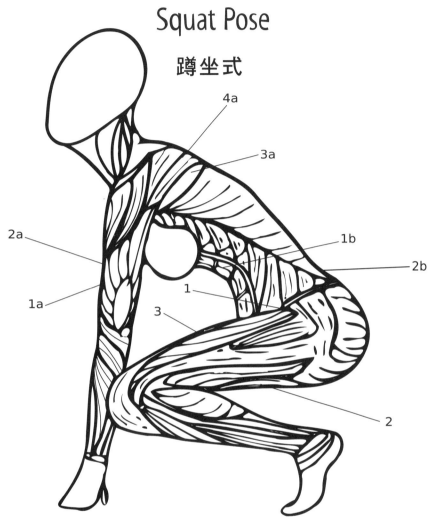

4a
3a
2a
1a
1b
2b
1
3
2

髖內收肌群（Hip Adductors）				
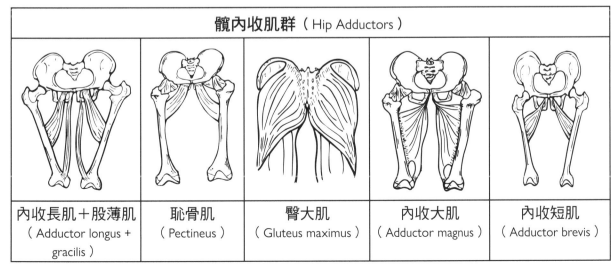				
內收長肌＋股薄肌 （Adductor longus + gracilis）	恥骨肌 （Pectineus）	臀大肌 （Gluteus maximus）	內收大肌 （Adductor magnus）	內收短肌 （Adductor brevis）

半站立前屈式
Ardha Uttanasana

進行半站立前屈式時，髖屈肌群會收縮向前拉動骨盆和脊椎。髖伸肌群伸長以協助這項運動。若是髖伸肌群繃得很緊，或者髖屈肌群變得虛弱，髖部就沒有辦法做深度屈曲。股四頭肌發揮力量，以伸展並穩固膝關節，同時雙腳向下緊壓地面。這有可能在脊椎彎曲時引起不適。為了確保脊椎挺直，進行這個體位法時，可以將雙膝屈曲。

雙腿

1. 股四頭肌和髖屈肌群收縮時，膕繩肌隨之拉長。
2. 股四頭肌收縮以伸展膝關節。
3. 髂腰肌和股直肌收縮，並拉動骨盆做出屈曲動作。
4. 骨盆向前屈曲時，臀肌和髖伸肌群隨之拉長。

軀幹

1b. 腹直肌和骨盆底肌群收縮，以穩固下段脊椎並協助髖部屈曲。

雙臂

1a. 菱形肌和肩內收肌群拉動肩胛骨向內滑動。
2a. 斜方肌和肩膀下壓肌群，使肩胛骨下滑。

ARDHA UTTANASANA
ARD-huh ooh-tuhn-AHS-uh-nuh
Standing Half Forward Bend 半站立前屈式

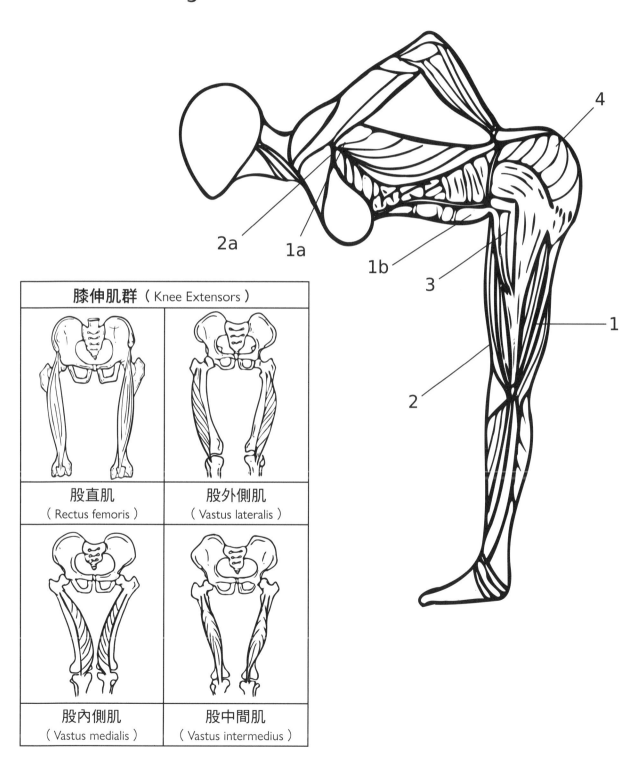

2a

1a

1b

3

4

1

2

膝伸肌群（Knee Extensors）	
股直肌 （Rectus femoris）	股外側肌 （Vastus lateralis）
股內側肌 （Vastus medialis）	股中間肌 （Vastus intermedius）

腹部扭轉式

Jathara Parivrtti

　　這是一種仰躺扭轉腹部的體位法，可以讓脊椎做出旋轉動作，並使脊椎的伸肌群和屈肌群均勻拉長。當手臂向外伸張時，胸肌和肩內收肌群隨之拉長。屈曲的腿的髖屈肌群收縮，於是髖伸肌群得以拉長。下方腿的髖伸肌群收縮並使腿穩固。

　　做這種仰躺扭轉動作之前，可以先進行能使脊椎深度屈曲或伸展的體位法，因為脊椎扭轉動作可以溫和地使脊椎肌肉群回歸原位。

伸展的腿

1. 髂腰肌拉長。
2. 臀肌收縮以穩固骨盆，並使腿在髖關節處伸展。
3. 股四頭肌收縮，使腿在膝關節處伸直。
4. 踝關節蹠屈時，腓腸肌隨之收縮。
5. 踝關節蹠屈時，脛骨前肌隨之伸張。

雙臂

1b. 肱三頭肌收縮，使手臂在肩關節處伸展。
2b. 肱二頭肌放鬆，協助肱三頭肌伸展肘關節。
3b. 三角肌中束纖維收縮，使手臂外展。
4b. 菱形肌收縮，使肩胛骨向內朝脊椎滑動。
5b. 斜方肌收縮以下壓肩胛骨。

屈曲的腿

1a. 膕繩肌收縮。
2a. 股四頭肌拉長。
3a. 臀肌和髖伸肌群拉長。
4a. 大腿內收肌群收縮，使腿向內朝中線移動。

軀幹

1c. 腹內斜肌和腹外斜肌群拉長。
2c. 上腹肌群拉長。
3c. 手臂外展時，胸肌也隨之拉長。

JATHARA PARIVRTTI

AT-hara par-ee-VRIT-ti

Belly Twist (Variation) 腹部扭轉式（變體）

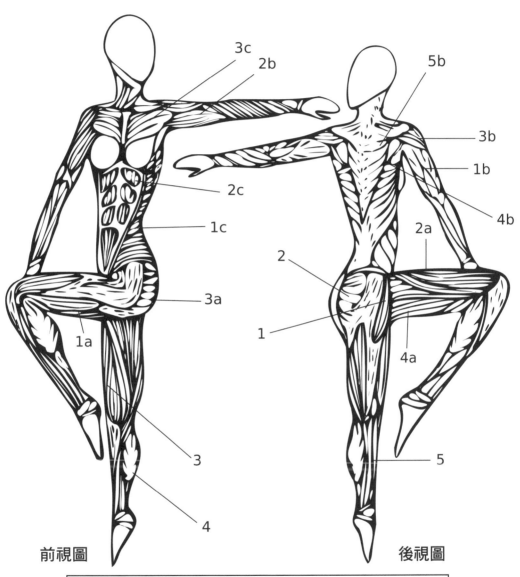

3c
2b
2c
1c
3a
1a
3
4
前視圖

5b
3b
1b
4b
2a
2
1
4a
5
後視圖

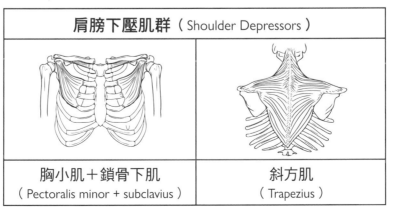

肩膀下壓肌群（Shoulder Depressors）

胸小肌＋鎖骨下肌 （Pectoralis minor + subclavius）	斜方肌 （Trapezius）

山式
Tadasana

　　練習山式時，身體呈現解剖學界所稱的「解剖學姿勢」。這種姿勢是參照相互關係來指稱身體各個部位。就瑜伽界而言，山式是多數站姿的入門體位法，而且瑜伽課程一般都是從這個體位法開始。這是為了在練習體位法之前，先運用片刻時間進行身心連結。

　　練習山式期間，臀肌和股四頭肌略微收縮，同時雙腿向下緊壓地面。內收肌群發揮力量，拉動大腿內側朝彼此接近。腹直肌和豎脊肌協同運作以支撐正中的脊椎，同時頸前肌群收縮，拉長頸部後側。肩胛骨固定於肋骨架，同時外旋肌群和前臂旋後肌群收縮，使掌心轉朝前方。

雙腿
1. 臀肌用力，使腳向下緊壓地面。
2. 股四頭肌使力以穩固膝關節。

軀幹
1b. 腹直肌和骨盆底肌群使力，穩固脊椎。
2b. 豎脊肌使力，穩固脊椎。
3b. 頸前肌群使力，拉動下巴略微下收。

雙臂
1a. 肩膀的外旋肌群收縮，使手臂外旋。
2a. 前臂肌群收縮，使前臂旋後並使掌心面朝前方。

TADASANA
tah-dah-suh-nuh
Mountain Pose 山式

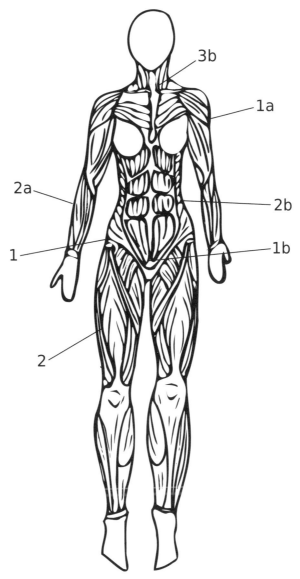

3b
1a
2a
2b
1
1b
2

脊前穩定肌群（Anterior Spinal Stabilizers）		
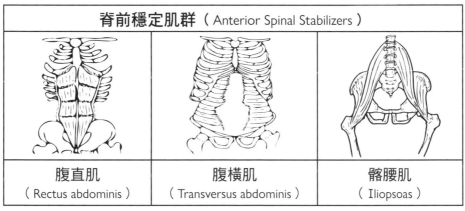		
腹直肌 （Rectus abdominis）	腹橫肌 （Transversus abdominis）	髂腰肌 （Iliopsoas）

扭轉三角式

Utthita Trikonasana

進行扭轉三角式時，前髖向前屈曲，且股四頭肌收縮使膝蓋伸展。這能讓膕繩肌大幅拉長。外旋肌群使股骨旋轉遠離中線。髖部兩側的外展肌群收縮，推使雙腿遠離中線，產生力矩以旋轉脊椎並開展胸部。腹直肌和豎脊肌協同運作，穩固脊椎保持正中位置。三角肌中束纖維和肩胛骨的外展肌群收縮，使肩膀遠離中線。當雙手朝相反方向伸出，肱三頭肌也在肘關節處使手臂伸展。

前腿

1. 髂腰肌收縮，使髖關節屈曲。
2. 股四頭肌收縮，使腿在膝關節處伸展。
3. 臀肌和髖伸肌群拉長。
4. 膕繩肌拉長。
5. 腳向下緊壓地面，腓腸肌隨之收縮。

雙臂

1b. 肩外展肌群收縮，推使肩胛骨滑離中線。
2b. 三角肌中束纖維收縮，使手臂在肩關節處外展。
3b. 肱三頭肌使手臂在肘關節處伸展。

後腿

1a. 髖伸肌群略微使力。
2a. 股四頭肌收縮，使腿在膝關節處伸展。
3a. 脛骨前肌收縮，使腳在踝關節背屈。
4a. 膕繩肌拉長。

軀幹

1c. 腹斜肌群收縮，使軀幹朝天花板上旋。
2c. 豎脊肌群協助旋轉軀幹。
3c. 腹肌收縮以穩固脊椎。

UTTHITA TRIKONASANA
oo-TE-tah trik-cone-AHS-anna
Extended Triangle Pose
扭轉三角式

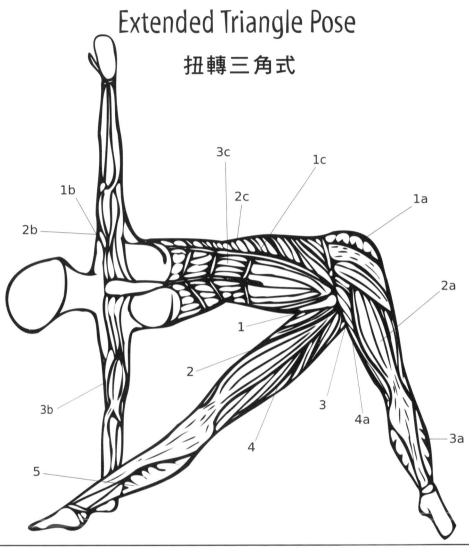

膝伸肌群（Knee Extensors）			
股直肌 （Rectus femoris）	股外側肌 （Vastus lateralis）	股內側肌 （Vastus medialis）	股中間肌 （Vastus intermedius）

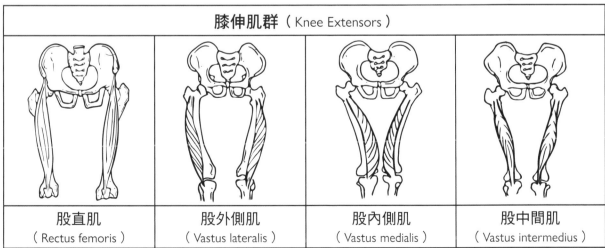

倒箭式

Viparita Karani

　　進行倒箭式時，雙腳高舉過頭，使雙腳、雙腿的體液得以回流，通常能帶來一種體能恢復的感受。練習這種體位法時，頸前肌群收縮以屈曲頸椎，在此同時，頭部向下緊壓地面，而頸椎伸肌群則啟動來保護頸椎後側。菱形肌和肩膀的外旋肌群發揮功能以穩固肩胛骨，同時脊椎和骨盆則由雙手來支撐。髖屈肌群收縮以抬高雙腿，同時髖伸肌群則收縮以穩固抬高的雙腿。股四頭肌收縮並伸展雙膝。

雙臂

1. 肱二頭肌收縮，並在肘關節處屈曲手臂。
2. 肱肌協助在肘關節處屈曲手臂。
3. 三角肌後束纖維收縮，使雙臂在肩關節伸展，並使雙臂向下緊壓地面。
4. 菱形肌收縮並內收肩胛骨，使其向內朝中線滑動。
5. 棘下肌在肩關節處外旋手臂。
6. 小圓肌在肩關節處旋轉手臂。

軀幹

1b. 腹直肌收縮以穩固脊椎。
2b. 豎脊肌收縮以伸展並穩固腰椎。
3b. 頸前肌群收縮，使頸椎屈曲。

雙腿

1a. 臀大肌收縮並穩固骨盆後側。
2a. 髂腰肌收縮並穩固骨盆前側。
3a. 內收肌群使雙腿向內朝中線移動。
4a. 闊筋膜張肌穩固骨盆外側。
5a. 臀中肌穩固骨盆外側。
6a. 股四頭肌收縮，並在膝關節處讓腿伸展。

VIPARITA KARANI

vip-par-ee-tah car-AHN-ee

Inverted Pose 倒箭式

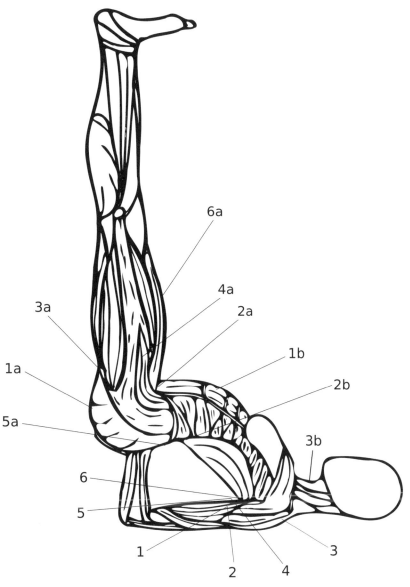

6a

4a

2a

3a

1b

1a

2b

5a

3b

6

5

1

3

2

4

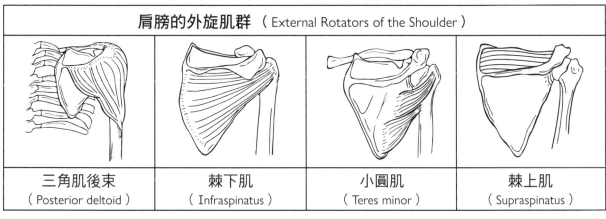

肩膀的外旋肌群 （ External Rotators of the Shoulder ）

三角肌後束	棘下肌	小圓肌	棘上肌
（ Posterior deltoid ）	（ Infraspinatus ）	（ Teres minor ）	（ Supraspinatus ）

戰士一式

Virabhadrasana I

戰士一式體位法能拉長後腿的髂腰肌和髖屈肌群，同時強化前腿的髖屈肌群和膕繩肌的力量。雙臂完全外展並屈曲時，脊椎隨之拉長。由於這種體位法需要狹窄的站姿，練習時能強化負責保持平衡的肌群。倘若進行這種體位法時太難保持平衡，一般習慣是放寬支撐基礎，來獲得較大的平衡。

前腿

1. 股四頭肌拉長。
2. 膕繩肌收縮，使膝蓋屈曲。
3. 髂腰肌和髖屈肌群收縮，穩固並屈曲髖部。
4. 恥骨肌收縮，輔助髖屈曲（深面）。
5. 闊筋膜張肌和臀大肌收縮，為擺出屈曲姿勢的髖部提供穩定性。

後腿

1a. 臀部肌群收縮以伸展後腿。
2a. 髂腰肌和髖屈肌群放鬆，輔助髖伸展。
3a. 股四頭肌收縮，在膝關節處伸展並穩固後腿。
4a. 脛骨前肌收縮，使腳踝背屈。
5a. 腓腸肌在腳踝背屈時拉長。
6a. 膕繩肌收縮，在髖伸展時發揮穩固作用。

雙臂

1b. 肱二頭肌伸張，輔助手肘伸展（拮抗肌）。
2b. 肱三頭肌群收縮，使手肘伸展。
3b. 三角肌前束纖維收縮，並在肩關節處伸展雙臂。
4b. 斜方肌收縮，使肩胛骨下滑。
5b. 前鋸肌收縮，使肩胛骨上旋。

軀幹

1c. 胸大肌和胸小肌拉長。
2c. 腰方肌和豎脊肌收縮，穩固脊椎後側（深面）。
3c. 腹直肌和骨盆底肌群使力，穩固脊椎前側。

VIRABHADRASANA I

veer-ah-bah-DRAHS-anna

Warrior I 戰士一式

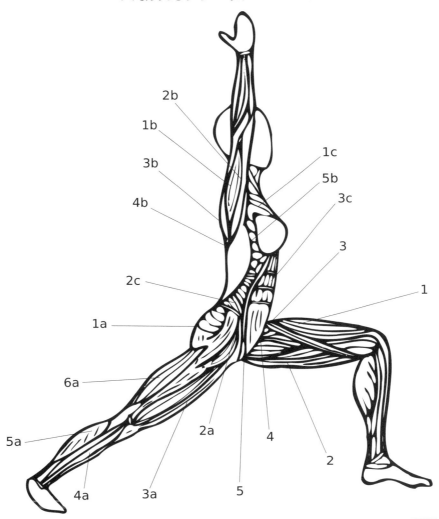

髖伸肌群（Hip Extensors）		
臀大肌 （Gluteus maximus）	半腱肌 （Semitendinosus）	內收大肌 （Adductor magnus）
臀中肌 （Gluteus medius）	股二頭肌 （Biceps femoris）	半膜肌 （Semimembranosus）

戰士二式
Virabhadrasana II

　　從雙臂開始，三角肌中束纖維和肩胛骨外展肌群以及上旋肌群協同運作，使手臂遠離中線。肱三頭肌和肘伸肌群發揮力量，使前臂伸展，同時前臂的旋前肌群收縮，使掌心面朝下方。沿著身體往下，腹直肌和豎脊肌略微收縮，以支撐正中脊椎。髖部的外展肌群收縮並開展髖部。後腿的股四頭肌和臀肌收縮以伸展後腿。同時，髖部的外旋肌群旋轉，使後腿開展。膕繩肌和髖屈肌群收縮，在膝部和髖部屈曲前腿。

前腿

1. 髂腰肌收縮，使前腿在髖關節處屈曲（深面）。
2. 恥骨肌輔助髖屈曲（深面）。
3. 縫匠肌為屈曲的髖部帶來穩定性。
4. 前腿向下緊壓地面時，腓腸肌和比目魚肌隨之收縮。
5. 髖內收肌群在髖部外旋和外展時拉長。

雙臂

1b. 三角肌中束纖維收縮，並在肩關節處外展手臂。
2b. 棘上肌負責在前十五度角範圍內外展手臂。
3b. 菱形肌群內收肩胛骨，使其向內滑動以穩固關節。
4b. 斜方肌略微內收，並下壓肩胛骨以穩固肩關節。
5b. 肱三頭肌收縮，並在肩關節處伸展手臂。

後腿

1a. 臀部肌群使腿伸展。
2a. 大腿內收肌穩固後腿並輔助伸展。
3a. 闊筋膜張肌和臀中肌協同運作，在後腿外旋時穩固股骨頭。
4a. 股四頭肌收縮，使膝關節伸展。
5a. 脛骨前肌使腳踝背屈。

軀幹

1c. 腹直肌收縮，穩固正中脊椎前側。
2c. 豎脊肌拉長，穩固正中脊椎後側。
3c. 腰方肌收縮，穩固正中脊椎。

VIRABHADRASANA II
veer-ah-bah-DRAHS-anna
Warrior II
戰士二式

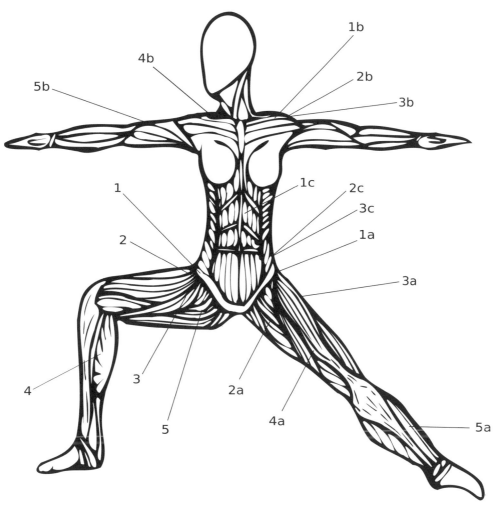

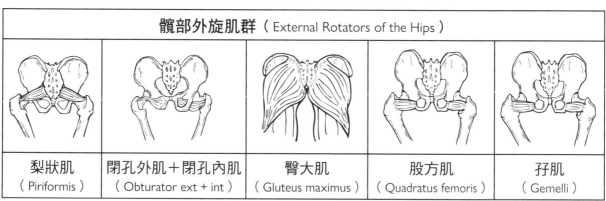

髖部外旋肌群（External Rotators of the Hips）				
梨狀肌 （Piriformis）	閉孔外肌＋閉孔內肌 （Obturator ext + int）	臀大肌 （Gluteus maximus）	股方肌 （Quadratus femoris）	孖肌 （Gemelli）

上弓式
Urdhva Dhanurasana

上弓式又稱為「輪式」，這是一種讓脊椎深度伸展的體位法。首先從雙肩、三角肌前束纖維和肩屈肌開始，讓手臂完全屈曲，並奠定以肩膀支撐的穩固基礎。菱形肌和肩胛骨內收肌群使肩胛骨朝中線向內滑動，穩固肩關節並支撐胸椎。前鋸肌略微收縮，進一步穩固肩關節，同時肱三頭肌收縮，在肘關節處伸展雙臂。前臂的旋前肌群收縮，並使掌心向下緊壓地面。豎脊肌群收縮並使脊椎完全伸展。

腹直肌這條肌肉一邊拉長，卻也略微收縮，目的是保護脊椎，防止過度伸展。髖伸肌群發揮力量以對抗重力，將骨盆向上推升，導致髖屈肌群拉長。膕繩肌收縮，並使膝關節屈曲。進行本體位法時，呼吸保持平靜、自然，會比較舒適。

雙腿

1. 臀肌收縮以對抗重力來推升髖部，並支撐骨盆的重量。
2. 膕繩肌發揮作用，伸展髖部並支撐骨盆。
3. 闊筋膜張肌收縮，穩固髖關節。
4. 臀中肌收縮，穩固髖關節。
5. 脛骨前肌收縮，使雙腳蹠骨球向下緊壓地面。
6. 雙腳蹠骨球向下緊壓地面，腓腸肌和比目魚肌（深面）隨之拉長。

雙臂

1a. 肱三頭肌收縮，在肘關節處拉直手臂。
2a. 三角肌前束屈曲，使手臂高舉過頭。
3a. 前臂的旋前肌群收縮並使前臂旋前。
4a. 斜方肌群收縮，壓降肩胛骨沿背下滑並穩固肩關節。
5a. 前臂伸肌群伸展雙腕。

軀幹

1b. 豎脊肌群收縮使脊椎伸展。
2b. 脊椎伸展時，腰方肌和髂腰肌收縮以穩固腰椎。
3b. 腹直肌拉長並略微收縮，以保護脊椎。

URDHVA DHANURASANA

OORD-vah don-your-AHS-anna

Upward Bow Pose

上弓式

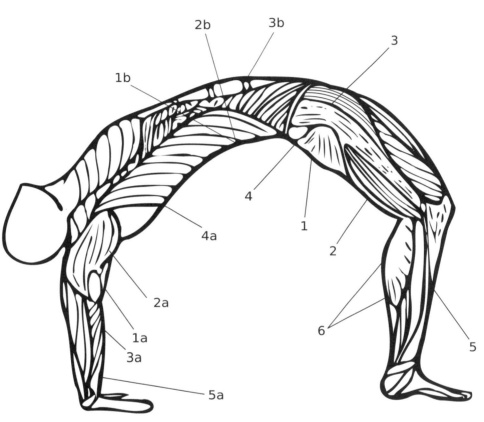

髖伸肌群（Hip Extensors）		
臀大肌 （Gluteus maximus）	半腱肌 （Semitendinosus）	內收大肌 （Adductor magnus）
臀中肌 （Gluteus medius）	股二頭肌 （Biceps femoris）	半膜肌 （Semimembranosus）

中英對照

內側髁上線　medial supracondylar line
內斜肌　internal oblique
內旋　internal rotation
內旋肌（髖部的）　internal rotator
內踝　medial malleolus
內翻　inversion
內髁　medial condyle
六塊肌（即腹直肌）　six pack
反向棒式　purvottanasana
反向棒式　upward plank pose
反向戰士式　viparita virabhadrasana
反轉　invert
反轉祈禱式　paschima namaskarasana
尺骨　ulna
尺側屈腕肌　flexor carpi ulnaris
手倒立式　adho mukha vrksasana
支撐頭倒立式　salamba sirsasana
支撐頭倒立式　supported headstand
止端　insertion
比目魚肌　soleus
比目魚肌線　soleal line
牛式　bitilasana
牛面式　gomukhasana

◎ 5 劃
主動肌　prime mover
主動脈　aorta
主動脈裂口（橫膈膜的）　aortic hiatus
凹　fovea
半反向棒式　ardha purvottanasana
半月式　ardha chandrasana
半月式　half moon pose
半站立前屈式　ardha uttanasana
半站立前屈式　standing half forward bend
半深度側彎延展式　ardha parsvottanasana
半眼鏡蛇式　salamba bhujangasana
半眼鏡蛇式　sphinx pose
半腱肌　semitendinosus
半膜肌　semimembranosus
右上葉（肺）　right superior lobe
右下葉（肺）　right inferior lobe
右中葉（肺）　right middle lobe
右圓頂（橫膈膜的）　right dome
四肢支撐式（杖式）　chaturanga (dandasana)

四頭肌　quadriceps
外十字韌帶　lateral crutiate ligament. LCL
外上髁　lateral epicondyle
外肌膜　epimysium
外科頸　surgical neck
外展　abduction
外側　lateral
外角　lateral angle
外側表面　lateral surface
外側唇　lateral lip
外側旋轉肌（髖部的）　lateral rotator
外側緣　lateral border
外側頭（肱三頭肌的）　lateral head, LatH
外側髁上線　lateral supracondylar line
外斜肌　external oblique
外旋　external rotation
外旋肌　external rotator
外踝　lateral malleolus
外踝窩　lateral malleolar fossa
外翻　eversion
外髁　lateral condyle
左上葉（肺）　left superior lobe
左下葉（肺）　left inferior lobe
左圓頂（橫膈膜的）　left dome
平面關節（即滑動關節）　plane joint

◎ 6 劃
仰臥束角式　supta baddha konasana
仰臥英雄式　supta virasana
合十式　anjali mudra
回縮　retraction
孖上肌　superior gemellus
孖下肌　inferior gemellus
孖肌　gemelli
次級支氣管　secondary bronchus
耳狀面　auricular surface
肋部（背闊肌的）　costal part, CP
肋鎖韌帶壓痕　costoclavicular ligament impression
肌小節　sarcomere
肌束膜　perimysium
肌原纖維　myofibril
肌動蛋白　actin
肌絲　thread
肌凝蛋白　myosin

肌纖維　muscle fiber
血紅素　hemoglobin

◎ 7 劃
伸足拇長肌　extensor hallucis longus
伸展　extension
伸趾長肌　extensor digitorum longus
作用肌　agonist
作用肌　agonistic muscle
坐立前屈式　pachimottanasana
坐角式　upavistha konasana
坐骨　ischium
坐骨支　ischial ramus
坐骨神經　sciatic nerve
坐骨粗隆　ischial tuberosity
坐骨棘　ischial spine
尾骨肌　coccygeus
尾椎骨　coccyx
尾椎骨角　coccygeal cornu
快樂嬰兒式　ananda balasana
扭轉三角式　extended triangle pose
扭轉三角式　utthita trikonasana
扭轉側角式　parivrtta parsvakonasana
杖式　dandasana
肘肌　anconeus
肘伸展　elbow extension
肘屈曲　elbow flexion
肘窩（即鷹嘴窩）　olecranon fossa
肛尾縫　anococcygeal raphe
肛提肌　levator ani
肛提肌裂孔　levator hiatus
肛提肌腱弓　levator ani tendinous arch

◎ 8 劃
乳突　mamillary process
初級支氣管　primary bronchus
周邊神經系統　peripheral nervous system
屈戌關節（即樞紐關節）　hinge joint
屈曲　flexion
屈足拇長肌　flexor hallucis longus
屈拇長肌　flexor pollicis longus
屈指淺肌　flexor digitorum superficialis
屈趾長肌　flexor digitorum longus
岬　promontory

枕骨隆凸　occipital protuberance
盂上結節　supraglenoid tubercle
盂下結節　infraglenoid tubercle
直腸前肌纖維　prerectal fiber
直鞘（腹橫肌的）　rectus sheath
股二頭肌　biceps femoris
股中間肌（四頭肌的）　vastus intermedius
股內側肌（四頭肌的）　vastus medialis
股方肌　quadratus femoris
股外側肌（四頭肌的）　vastus lateralis
股直肌（四頭肌的）　rectus femoris
股骨　femur bone
股骨內側髁　medial femoral condyle
股骨外側髁　lateral femoral condyle
股骨頭　head of femur
股薄肌　gracilis
肩內收　shoulder adduction
肩內收肌　shoulder adductor
肩內旋　internal shoulder rotation
肩外展　shoulder abduction
肩外展肌　shoulder abductor
肩外旋　external shoulder rotation
肩立橋式　setu bandha sarvangasana
肩舌肌　omohyoid
肩伸肌　shoulder extensor
肩伸展　shoulder extension
肩屈曲　shoulder flexion
肩屈肌　shoulder flexor
肩盂肱骨關節　glenohumeral joint
肩胛上旋　upward rotation of the scapula
肩胛上旋肌　scapular upward rotator
肩胛上提　scapular elevation
肩胛上提肌　scapular elevator
肩胛下肌　subscapularis
肩胛下旋　downward rotation of the scapula
肩胛下旋肌　scapular downward rotator
肩胛下窩　subscapular fossa
肩胛下壓　scapular depression
肩胛下壓肌　scapular depressor
肩胛內收肌　scapular adductor
肩胛切跡　scapular notch
肩胛外展肌　scapular abductor
肩胛外側棘　lateral spine of the scapula
肩胛回縮　scapular retraction

肩胛前突　scapular protraction
肩胛突伸肌　scapular protractor
肩胛胸廓關節　scapulothoracic joint
肩胛骨　scapula
肩胛骨下端點　inferior point of the scapula
肩胛部（背闊肌的）　scapular part, SP
肩胛縮肌　scapular retractor
肩倒立式　shoulder stand
肩峰　acromion
肩峰小面　acromial facet
肩峰突　acromion process
肩峰端　acromial end
肩峰鎖骨關節（即肩鎖關節）　acromioclavicular joint
肩膀的內旋肌　internal rotator of the shoulder
肩膀的外旋肌　external rotator of the shoulder
肩膀的前淺肌肉群　anterior superficial muscles of the shoulder
肩膀的後淺肌肉群　posterior superficial muscles of the shoulder
肩鎖關節（即肩峰鎖骨關節）　AC joint
肩關節　shoulder joint
肱二頭肌　biceps brachii
肱三頭肌　triceps brachii
肱肌　brachialis
肱骨　humerus
肱骨小頭　capitulum
肱橈肌　brachioradialis
肺　lung
肺泡　alveoli
花環式　malasana
近端　proximal
長頭（股二頭肌的）　long head, LH
門閂式　parighasana
阿基里斯腱　achilles tendon

◎ 9 劃
前十字韌帶　anterior crutiate ligament, ACL
前突　protraction
前面　anterior
前結節　anterior tubercle
前鋸肌　serratus anterior
前臂平板式　forearm plank pose
前臂肌　forearm muscle

咽　pharynx
後十字韌帶　posterior crutiate ligament, PCL
後面　posterior
後側表面　posterior surface
後結節　posterior tubercle
後傾翻轉狀態（骨盆的）　retroverted state
後鋸肌　serratus posterior
拮抗肌　antagonistic muscle
盾舌肌　thyrohyoid
背屈　dorsi flex
背屈　dorsi flexion
背闊肌　latissimus dorsi
食道裂口（橫膈膜的）　esophageal hiatus

◎ 10 劃
倒箭式　inverted pose
倒箭式　viparita karani
恥骨　pubis
恥骨上支　superior pubic ramus
恥骨下支　inferior pubic ramus
恥骨肌（即櫛狀肌）　pectineus
恥骨肌線　pectineal line
恥骨尾骨肌（肛提肌的肌肉段）　pubococcygeus
恥骨直腸肌（肛提肌的肌肉段）　puborectalis
恥骨梳　pecten pubis
恥骨嵴　pubic crest
恥骨聯合　pubis symphysis
恥結　pubic tubercle
氣管隆突　carina
站立前屈式　uttanasana
站立腿上提式　extended hand–toe pose
站立腿上提式　utthita hasta padangusthasana
胸大肌　pectoralis major
胸小肌　pectoralis minor
胸肋部（胸大肌的）　sternocostal part, SP
胸肌　pectoralis
胸舌肌　sternohyoid
胸骨　sternum
胸骨小面　sternal facet
胸骨端　sternal end
胸骨鎖骨關節（即胸鎖關節）　sternoclavicular joint
胸最長肌　longissimus thoracis
胸椎　thoracic vertebrae
胸腰筋膜　thoracolumbar fascia

胸鎖乳突肌　sternocleidomastoid

胸鎖關節（即胸骨鎖骨關節）　SC joint

脊伸肌　spinal extensor

脊屈肌　spinal flexor

脊前穩定肌　anterior spinal stabilizer

脊柱　vertebral column

脊柱前凸　lordosis

脊柱前凸彎弧造型　lordosis curve

脊柱後凸　kyphosis

脊椎　spine

脊椎側屈肌　lateral flexors of the spine

脊椎部（背闊肌的）　vertebral part, VP

起端　origin

迴旋　circumduction

骨盆　pelvic bowl

骨盆底　pelvic floor

骨幹　shaft

骨骼肌　skeletal muscle

骨骼肌束　muscle fascicle

◎11劃

側平板式　vasisthasana

側角式　parsvakonasana

側屈　lateral flexion

側面圓鼓部位（肩膀的）　lateral ball

側展臂山式　parsva urdhva hastasana

側展臂山式　upward salute pose

副突　accessory process

斜方肌　trapezius

斜方線　trapezoid line

斜角肌　scalene muscle

斜板式　kumbhakasana

旋前　pronation

旋前方肌　pronator quadratus

旋前圓肌　pronator teres

旋後　supination

旋後肌　supinator

旋轉　rotation

旋轉肌袖　rotators cuff

梨狀肌　piriformis

深度側彎延展式　intense side stretch

深度側彎延展式　parsvottanasana

深面　deep

淺面　superficial

犁式　halasana

犁式　plow pose

球窩關節（即杵臼關節）　ball-and-socket joint

眼鏡蛇式　bhujangasana

第一掌骨　first metacarpal

粗線　linea aspera

細支氣管　bronchiole

脛骨　tibia

脛骨上內髁　superior medial condyle of the tibia

脛骨平台　tibial plateau

脛骨前肌　anterior tibialis

脛骨前肌　tibialis anterior

脛骨後肌　tibialis posterior

脛骨粗隆　tibial tuberosity

脛腓關節　tibiofibular joint

船式　navasana

閉孔　obturator foramen

閉孔內肌　obturator internus

閉孔外肌　obturator externus

魚式　matsyasana

◎12劃

喙狀窩　coronoid fossa

喙肱肌　coracobrachialis

喙突　coracoid process

單腿下犬式　eka pada adho mukha svanasana

單腿下犬式　one-legged downward dog

單腿鴿王式　eka pada rajakapotasana

掌長肌　palmaris longus

提肩胛肌　levator scapulae

最長肌　longissimus

棘上肌　supraspinatus

棘上窩　supraspinous fossa

棘下肌　infraspinatus

棘下窩　infraspinous fossa

棘肌　spinalis

棘肌群　spinalis group

棘突　spinous process

椅式　chair pose

椅式　utkatasana

椎孔　vertebral foramen

椎板　lamina

椎根　pedicle

猴式　hanumasana

猴式　monkey pose
短頭（股二頭肌的）　short head, SH
筋膜　fascia
結節間溝　intertubercular groove
結締組織　connective tissue
腓骨　fibula
腓骨長肌　fibularis longus
腓骨短肌　fibularis brevis
腓骨頭　head of fibula
腓骨頸　neck of fibula
腓腸肌　gastrocnemius
腔靜脈　vena cava
腔靜脈開口（橫膈膜的）　caval opening
裂孔　hiatus
鈍痛　dull pain

◎ 13 劃

圓錐狀結節　conoid tubercle
滑車　trochlea
滑動關節（即平面關節）　gliding joint
滑液　synovial fluid
滑液關節　synovial joint
瑜伽調息　pranayama
腰大肌（髂腰肌的）　psoas major
腰小肌（髂腰肌的）　psoas minor
腰方肌　quadratus lumborum
腰肌　psoas
腰椎　lumbar vertebrae
腰骶椎　lumbosacral spine
腰髂肋肌　iliocostalis lumborum
腱膜　aponeurosis
腹白線　linea alba
腹肌　abdominal
腹肌部（胸大肌的）　abdominal part, AP
腹直肌　rectus abdominis
腹直肌（即六塊肌）　rectus abdominis
腹部扭轉式　belly twist
腹部扭轉式　jathara parivrtti
腹橫肌　transversus abdominis
解剖學姿勢　anatomical position
解剖頸　anatomical neck
跟骨　calcaneus

◎ 14 劃

網狀結締組織　areolar connective tissue
緊張型頭痛　tension headache
舞王式　lord of the dance pose
舞王式　natarajasana
遠端　distal

◎ 15 劃

劍突（胸骨的）　xyphoid process
樞紐關節（即屈戌關節）　hinge joint
樞椎　axis
樞軸關節　pivot joint
膕肌　popliteus
膕面　popliteal surface
膕筋膜　popliteal fascia
膕韌帶　popliteal ligament
膕繩肌（即大腿後肌）　hamstring
膝　knee
膝伸肌　knee extensor
膝伸展　knee extension
膝屈曲　knee flexion
膝屈肌　knee flexor
膝碰胸式　apanasana
膝碰胸式（「引風出外的體位法」）　wind relieving
　pose
膝關節　knee joint
蓮花式　padmasana
蝗蟲式　salabhasana
蝗蟲式　shalambasana
豎脊肌　erector spinae
踝溝　malleolar groove
踝關節外側角度　ankle mortise
輪式（即上弓式）　wheel pose
鞍狀關節　saddle joint
骶中嵴　median sacral crest
骶前孔　anterior sacral foramen
骶前隆凸　anterior sacral promontory
骶後孔　posterior sacral foramina
骶骨　sacrum
骶骨外側部　lateral part
骶骨尖　apex of sacrum
骶骨角　sacral cornu
骶骨骨底　base of sacrum
骶骨粗隆　sacral tuberosity

骶骨翼　wing of sacrum
骶管　sacral canal
骶管裂孔　sacral hiatus
骶髂關節　sacroiliac joint, SI joint

◎ 16 劃

寰椎　atlas
戰士一式　virabhadrasana I
戰士一式　warrior I
戰士二式　virabhadrasana II
戰士二式　warrior II
橈骨　radius bone
橈側伸腕長肌　extensor carpi radialis longus
橈側伸腕短肌　extensor carpi radialis brevis
橈側屈腕肌　flexor carpi radialis
橋式　bridge pose
橋式　setu bandhasana
橢球關節（即髁狀關節）　ellipsoid joint
橫孔　transverse foramen
橫向段（斜方肌的）　transverse part, TP
橫肋關節小面　transverse costal facet
橫束纖維（斜方肌的）　transverse fiber
橫突　transverse process
橫膈膜　diaphragm
橫線　transverse line
貓式　cat pose
貓式　marjaryasana
頭半棘肌　semispinalis capitis
頭夾肌　spenius capitus
頭長肌　longus capitus
頸夾肌　splenius cervicis
頸前肌　anterior muscle of the neck
頸前肌　anterior neck muscle
頸椎　cervical vertebrae
駱駝式　camel pose
駱駝式　ustrasana

◎ 17 劃以上

嬰兒式　balasana
嬰兒式　Child's pose
濕婆大神之舞式（即舞王式）　lord shiva's dancing pose
縫匠肌　sartorius
繃緊闊筋膜　fascia lata

臀大肌　gluteus maximus
臀小肌　gluteus minimus
臀中肌　gluteus medius
臀肌　glute
臀肌粗隆　gluteal tuberosity
臀面　gluteal surface
薦椎結節韌帶　sacrotuberous ligament
闊筋膜張肌　tensor fasciae latae, TFL
蹠肌　plantaris
蹠肌肌腱　plantaris tendon
蹠屈　plantar flex
蹠屈　plantar flexion
蹠骨球　ball of the foot
轉子間嵴　intertrochanteric crest
轉子間線　intertrochanteric line
轉子窩　trochanteric fossa
鎖骨　clavicle
鎖骨下肌　subclavius
鎖骨下動脈溝　subclavian groove
鎖骨部（胸大肌的）　clavicular part, CP
雙角式　prasarita padottanasana
髁狀關節（即橢球關節）　condyloid joint
髁間切跡　intercondylar notch
髁間隆起　intercondylar eminence
髁間線　intercondylar line
蹲坐式　squat pose
蹲坐式　upavesasana
關節小面的角度　angle of articular facet
關節盂（即肩臼）　glenoid cavity
關節盂結節　glenoid tubercle
髂肋肌　iliocostalis
髂前上棘　anterior superior iliac spine
髂前下棘（骨盆的）　anterior inferior iliac spine
髂骨　ilium
髂骨肌（髂腰肌的）　iliacus
髂骨尾骨肌（肛提肌的肌肉段）　iliococcygeus
髂骨前棘　anterior iliac spine
髂骨前嵴　anterior iliac crest
髂骨後上棘　posterior superior iliac spine
髂骨後下棘　posterior inferior iliac spine
髂骨結節　iliac tubercle
髂骨翼　iliac wing
髂脛束　iliotibial band
髂脛束　iliotibial tract

髂脛束　it band

髂部（背闊肌的）　iliac part, IP

髂嵴　iliac crest

髂腰肌　iliopsoas

髂腰肌筋膜　iliopsoas fascia

髂腰韌帶　iliocolumbar ligament

髂窩　iliac fossa

髆棘　spine of scapula

髆棘（肩胛骨的）　scapular spine

纖維鞘　fibrous sheath

變體（瑜伽體位法的）　variation

體位法解剖學　asana anatomy

髕面　patellar surface

髕骨　patella

髕韌帶　patellar ligament

鷹式　garudasana

髖內收　hip adduction

髖內收肌　hip adductor

髖內旋　internal hip rotation

髖內旋肌　hip internal rotator

髖外展　hip abduction

髖外展肌　hip abductor

髖外旋　external hip rotation

髖外旋肌　hip external rotator

髖臼　acetabulum

髖臼股骨關節　acetabulofemoral joint

髖臼頂　acetabular roof

髖臼緣　acetabular margin

髖臼邊緣　acetabular rim

髖伸肌　hip extensor

髖伸展　hip extension

髖屈曲　hip flexion

髖屈肌　hip flexor

髖關節　hip joint

顳骨　temporal bone

瑜伽解剖著色學習手冊
　　──學習人體組織的醫學知識，用色鉛筆畫出正確的瑜伽動作

作　　者──凱蒂·林奇　　　　　發 行 人──蘇拾平
　　　　　（Katie Lynch）　　　總 編 輯──蘇拾平
譯　　者──蔡承志　　　　　　　編 輯 部──王曉瑩、曾志傑
特約編輯──洪禎璐　　　　　　　行 銷 部──黃羿潔
　　　　　　　　　　　　　　　　業 務 部──王綬晨、邱紹溢、劉文雅

出　　版──本事出版
　　　　　　新北市新店區北新路三段207-3號5樓
　　　　　　電話：(02) 8913-1005　傳眞：(02) 8913-1056
發　　行──大雁出版基地
　　　　　　新北市新店區北新路三段207-3號5樓
　　　　　　電話：(02) 8913-1005
　　　　　　傳眞：(02) 8913-1056
　　　　　　E-mail：andbooks@andbooks.com.tw
封面設計──COPY
內頁排版──陳瑜安工作室
印　　刷──中原造像股份有限公司
2020 年 09 月初版
2024 年 07 月二版一刷
定價　台幣 599 元

The Complete Yoga Anatomy Coloring Book
Copyright © Katie Lynch,2019
This translation of "The Complete Yoga Anatomy Coloring Book" is published by
Arrangement with Jessica Kingsley Publishers Ltd.
www.jkp.com
All rights reserved.

版權所有，翻印必究
ISBN 978-626-7465-08-0

缺頁或破損請寄回更換
歡迎光臨大雁出版基地官網 www.andbooks.com.tw 訂閱電子報並塡寫回函卡

國家圖書館出版品預行編目資料
瑜伽解剖著色學習手冊──學習人體組織的醫學知識，用色鉛筆畫出正確的瑜伽動作
凱蒂·林奇（Katie Lynch）/ 著　蔡承志 / 譯
──.二版.──　新北市；本事出版：大雁文化發行，2024年07月
面　　；　公分.－
譯自：The Complete Yoga Anatomy Coloring Book
ISBN　978-626-7465-08-0（平裝）
1.CST：瑜伽　2.CST：人體解剖學
411.15　　　　　　　　　113005687